AF297480

HYGIÈNE ET MALADIES

DES YEUX

PAR

H. CROSILHES,

DOCTEUR EN MÉDECINE DE LA FACULTÉ DE PARIS, PROFESSEUR D'ANATOMIE,
MEMBRE DE PLUSIEURS SOCIÉTÉS SAVANTES.

Orné de trois planches sur acier, coloriées avec soin.

*Prix : **1** fr. **50** centimes.*

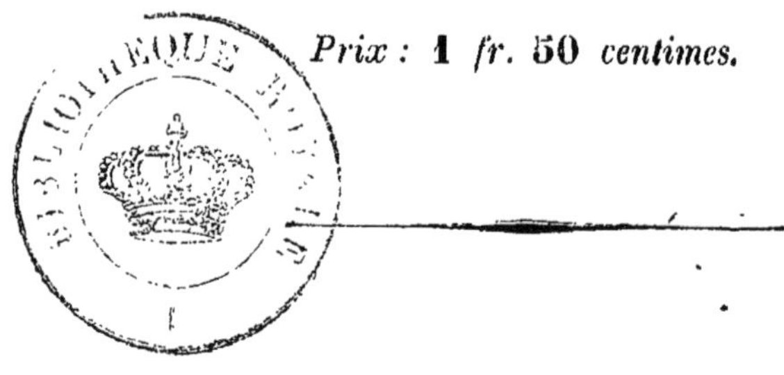

PARIS,

CHEZ MOQUET, LIBRAIRE-ÉDITEUR,
COUR DE ROHAN, 3, PASSAGE DU COMMERCE,
ET CHEZ L'AUTEUR, RUE SAINT-NICOLAS-D'ANTIN, 9.

1847.

Paris. — Imprimerie d'Édouard BAUTRUCHE, rue de la Harpe, 90

HYGIÈNE DES YEUX.

S'il est un organe qui mérite de la part de l'homme des soins hygiéniques sagement réglés, c'est à coup sûr l'œil, ce chef-d'œuvre de la création, dont tous les anatomistes et les physiciens ont admiré la parfaite disposition, cet appareil merveilleux qui possède la faculté de se modifier à chaque instant pour s'accommoder aux changements de lumière, de position, de distance. « Notre système planétaire, dit Bernardin de Saint-Pierre, qui a plus de quinze cents millions d'étendue, ces étoiles, qui sont à des distances incalculables, cette voie lactée remplie de milliards d'étoiles, toutes leurs constellations qui s'étendent depuis celle de l'Ourse jusqu'à celle de l'Eridan, et qui se déroulent peu à peu aux yeux de l'homme pour lui présenter de nouveaux objets, tout ce tableau incommensurable vient pourtant, dans les ténèbres, se peindre dans la rétine, qui n'a que quelques lignes d'étendue. » Aussi, à la vue de ce travail surhumain, M. Réveillé-Parise s'écrie-t-il, avec un sentiment que nous avons éprouvé bien des fois pendant nos études anatomiques : « Une description exacte de l'œil et de ses fonctions vaut une *démonstration mathématique* de l'existence de Dieu. » Mais, en raison même de sa perfection, l'œil est un appareil extrêmement compliqué, doué d'une sensibilité grande et sujet à de nombreuses altérations. Aussi, nous ne saurions trop le répéter, l'homme doit-il s'appliquer à fuir toutes les causes qui pourraient détruire cette harmonie remarquable. Nous l'avons entendu dire bien des fois : il n'est rien au monde d'aussi précieux que la vue. Trouverait-on beaucoup d'individus qui voulussent en faire le sacrifice au prix de leur fortune ? Et cependant nous voyons la plupart des hommes de toutes les classes, de toutes les conditions, agir comme s'ils se décidaient à ce sacrifice de gaîté de cœur et sans compensation. On a dit que, depuis quelque temps, le nombre des aveugles allait toujours croissant : peut-être, dans cette énumération, faut-il tenir compte de l'accroissement de la population, pour une grande part ; mais nous sommes convaincu que la négligence des soins hygiéniques est une cause extrêmement fréquente. A la vérité, la société a de terribles exigences : ses besoins ou ses caprices lui ont fait inventer des professions qui détruisent la vue d'une manière plus ou moins complète, plus ou moins lente, mais toujours certaine. Le mineur et le carrier, qui, dans les entrailles de la terre, vivent au sein d'une atmosphère viciée par les gaz ou chargée de poussière irritante ; le vidangeur, que sa profession abjecte expose à l'action des gaz les plus malfaisants ; les fabricants de plâtre, les maçons, les meuniers, etc., surchargés sans cesse de débris pulvérulents ; les orfèvres, les miroitiers, les brodeurs, les tailleurs, les cuisiniers, les graveurs, les peintres, les horlogers, les correcteurs d'imprimerie, tous plus ou moins influencés par la tension extrême de la vue, ou l'intensité plus ou moins grande de la lumière. Enfin l'homme de lettres et le savant, qui, animés par l'ardeur de l'étude ou l'ambition de la gloire littéraire, consument, dans leurs longues veillées, non seulement toute la puissance de leurs yeux, mais encore leur santé. A ceux-ci nous rappellerons la prescription sans doute exagérée de l'école de Salerne, mais qui peut donner une idée de l'importance qu'on a toujours attribuée à l'excès des veilles :

Balnea, vina, Venus, ventus, piper, allia, fumus,
Porrum cum cœpis, faba, lens, fletusque, sinapis,
Sol, coïtusque, ignis, labor, ictus, acumina, pulvis,
Ista nocent oculis, sed *vigilaré magis* (1).

Aux autres nous dirons : si votre position ne vous permet pas de quitter une profession qui doit certainement porter une atteinte plus ou moins grande à votre vue, prenez au moins les soins hygiéniques les plus minutieux, afin de combattre autant qu'il sera en vous le germe des maladies auxquelles vous êtes infailliblement voués.

Nous avons dit que les yeux étaient très-impressionnables : examinons rapidement quelques-unes des innombrables causes qui agissent d'autant plus défavorablement qu'on y attache moins d'importance. Lorsque le baromètre est descendu, que l'air est sec et un peu vif, par une matinée de ces beaux jours malheureusement si rares

---

(1) Les bains, les boissons alcooliques, la passion de l'amour, le vent, le poivre, l'ail, la fumée, les poireaux, les oignons, les fèves, les lentilles, les pleurs, la moutarde, le soleil, l'acte vénérien, le feu, le travail, les coups, l'introduction de petits corps pointus, la poussière sont nuisibles à la vue, mais les veilles le sont encore plus.

sous le climat du nord, l'œil participe à cette sensation de bien-être que le corps éprouve par l'accomplissement facile de toutes les fonctions; mais à mesure que le jour avance dans sa course, vers midi par exemple, à l'heure où le soleil darde sur nous toute la puissance de ses rayons, les yeux, les premiers, éprouvent cet affaiblissement qui s'empare de tous les organes; la sécrétion des larmes ne suffit pas pour maintenir la conjonctive dans l'état d'humidité qui lui est nécessaire, de là irritation plus ou moins prononcée suivant l'intensité de la lumière à laquelle l'œil est exposé. Cette irritation acquiert un degré extrême lorsque à ces causes vient se joindre l'action de certains vents, dans les pays chauds et même dans nos contrées méridionales. L'air froid et humide peut être rangé au nombre des causes les plus pernicieuses, et nous avons vu que certaines ophthalmies épidémiques ne reconnaissaient pas d'autre influence. Ces observations portent avec elles les indications à suivre, nous n'insisterons pas.

On a dit souvent que les yeux étaient le miroir de l'âme : cette pensée est fort juste, ils expriment d'une manière parfaite les passions qui agitent le cœur humain ; mais aussi, quand ces passions sont assouvies, les yeux, plus sensibles que les autres parties du corps, portent toujours des traces plus ou moins évidentes de leur passage, et l'on peut dire, par extension de la pensée précédente, et avec non moins de raison, que les yeux sont aussi le miroir de la santé. Toutes les passions peuvent être nuisibles à la vue : nous ne nous arrêterons pas sur chacune d'elles en particulier ; mais nous sommes heureux de faire connaître l'opinion et les sages conseils de M. Réveillé-Parise sur l'une des plus dangereuses, celle de l'amour : « On voit toujours les yeux, dit-il, après de longs excès, faibles, enfoncés, couverts d'une espèce de nuage et incapables de soutenir l'éclat du jour. Dans toutes les observations médicales faites sur des sujets épuisés par les jouissances de l'amour, on remarque que les yeux étaient dans un état extrême de faiblesse et d'abattement. Tout invite donc les personnes qui ont la vue faible à se modérer, à ménager leurs forces, et à ne pas prendre pour le besoin ces désirs produits par une imagination déréglée ou une irritation mécanique. Le meilleur principe d'hygiène à observer là-dessus a été établi depuis longtemps par Celse. La règle infaillible, dit-il, existe *non numero*, mais dans les forces de l'individu, l'âge, le tempérament, les circonstances, la saison. C'est sur ce point essentiel que l'homme prudent qui désire conserver sa vue, fût-elle excellente, doit veiller attentivement. Mais le jeune homme dont la fougueuse ardeur ne connaît pas de bornes, le nouveau marié qui provoque sans cesse des plaisirs énervants, le masturbateur qui s'épuise dans la solitude, le convalescent impatient de satisfaire ses désirs, l'individu dont la complexion est délicate et les nerfs irritables, doivent s'attendre à un affaiblissement précoce de la vue et à sa perte totale s'ils négligent les conseils que nous leur adressons. Le vieillard glacé par l'âge, et qui ose encore s'engager sous les bannières de l'amour, paie toujours son trop de confiance d'une foule de maladies parmi lesquelles la faiblesse et même la perte de la vue se manifeste une des premières. Celui qui a dit : *bonjour lunettes, adieu fillettes*, a donné un conseil d'hygiène qu'on ne saurait trop méditer et mettre en pratique. Tissot dit avoir vu un homme de cinquante ans devenir aveugle trois semaines après avoir épousé une jeune femme, et mourir quatre mois après. Nous avons eu occasion de faire la même observation sur un Français sexagénaire qui voulut vivre avec une jeune Italienne dont le tempérament était en tout celui de Messaline ; mais les effets furent encore plus rapides que dans le premier cas, car une cécité complète, suivie de la mort, se déclara en huit jours. Ces imprudents vieillards ne devraient-ils pas méditer jour et nuit cette maxime de La Rochefoucault : « La vieillesse est un tyran qui défend, sous peine de la vie, les plaisirs de la jeunesse? »

Le choix du régime alimentaire doit aussi éveiller l'attention : bien des maladies des yeux ne peuvent être raisonnablement rapportées qu'à l'usage d'aliments âcres et fortement excitants, à des boissons fortes et surtout fermentées. Les exemples ne nous manqueraient point, si nous voulions citer tous les accidents causés par cette infraction aux règles de l'hygiène ; mais il nous suffira de l'avoir indiquée. Les mauvaises digestions, la constipation surtout ont sur la vue une influence dont l'appréciation échappe souvent aux gens du monde, mais qui est assez marquée pour que l'auteur précédemment cité ait pu dire: « Il y a mille à parier contre un qu'une personne affectée de rougeur et d'irritation habituelle des yeux est naturellement constipée. » Il importe donc de se soustraire à cet état, source de tant d'incommodités, et malheureusement si commun dans les villes, chez les personnes qui font peu d'exercice. On évitera enfin toutes les causes d'affaiblissement, dont la réaction sur les yeux serait bientôt manifeste. Les personnes qui éprouvent des pertes de sang réitérées ont certainement la vue affaiblie en raison de la quantité plus ou moins grande de ces pertes; et la vérité de ce fait est tellement démontrée pour les gens du monde, qu'une foule d'individus abhorrent la saignée sous le prétexte qu'elle nuit considérablement à la vue. Ceci n'est vrai que pour les saignées trop souvent renouvelées, et qui, dans ce cas, affaiblissent la constitution.

On pourrait ranger les yeux sous trois divisions, selon qu'ils sont forts, médiocres ou faibles. Les yeux forts sont le partage d'un certain nombre d'individus privilégiés, les yeux médiocres sont les plus ordinaires; mais que de causes tendent à augmenter la troisième catégorie, celle des yeux faibles! Que ceux qui veulent ne point perdre les avantages dont ils ont été doués par la nature, ou, s'ils sont moins favorisés, conserver leurs faibles facultés, suivent des conseils dictés par la prudence et la raison. Que les travaux auxquels ils appliquent leurs yeux ne soient pas trop prolongés : rien n'est plus nuisible qu'une application constante sur le même objet; que, pendant leurs lectures, il ne passent pas subitement d'une lumière très-vive à l'obscurité ; qu'ils se gardent surtout de lire à la lueur du feu, à la clarté de la lune, comme certaines gens en contractent la funeste habitude. Nous connaissons un jeune homme, amateur passionné des romans, qui, le soir, pour ne pas éveiller l'attention de ses parents, dévorait, à la faible lueur du foyer, ses ouvrages favoris, ou, dans la saison d'été, lorsque la lune brillait à l'horizon, accroupi sur sa fenêtre, continuait ses lectures jusqu'à ce que l'astre des nuits le forçât, par sa disparition, à renvoyer au lendemain ses dangereuses occupations. Aujourd'hui ce malheureux a des yeux extrêmement faibles : malgré les lunettes qu'il ne quitte jamais, il sent que sa vue baisse toujours, et il tremble sans cesse dans la crainte de la perdre complétement. Nous regardons comme très-nuisibles les lectures à la lueur vacillante d'une chandelle ; mais nous proscririons aussi ces lampes à gaz qui éblouissent les yeux par leur vive clarté, ces luminaires entourés de globes de verre remplis d'eau, ou surmontés de plaques de fer blanc poli. Selon nous, le meilleur mode d'éclairage pour l'étude ou le travail du soir est une lampe ordinaire surmontée d'un abat-jour en papier, assez grand pour concentrer les rayons lumineux, de manière à ce qu'ils ne viennent pas frapper l'œil directement. Enfin on devra éviter tout ce qui peut faire porter le sang vers la tête ; car si la vue est affectée par la soustraction d'une certaine quantité de sang, elle l'est aussi par la trop grande affluence. Quand on éprouvera dans les yeux quelque fatigue, un picotement léger, il faudra recourir à des lotions d'eau froide, qui suffiront pour arrêter ces symptômes d'inflammation légère.

Mais quand toutes les règles hygiéniques ont été méconnues, qu'on s'aperçoit d'un affaiblissement graduel de la vue, il faut bien, en dernière analyse, recourir à des moyens mécaniques, les seuls qui puissent ranimer encore des forces qui s'éteignent; nous voulons parler des lunettes. On s'imagine, en général, que rien n'est facile comme le choix de ces instruments : de tous côtés on rencontre des marchands de lunettes au rabais, et la plupart des acquéreurs, séduits par l'occasion ou par la modicité du prix, croient faire une excellente acquisition, tandis que ces instruments, pris au rebut ou choisis au hasard, contribuent plus souvent à la dégénérescence de la vue qu'à son amélioration. La description des lunettes et de tous les verres qui les composent nous entraînerait trop loin dans des définitions techniques qui ne seraient pas à la portée de tout le monde. Quand on aura besoin de ces instruments, il faudra s'adresser à un opticien intelligent et probe; avec son aide on examinera très attentivement la force et la transparence des verres, la solidité des montures, on fera des essais répétés pour s'assurer que ces lunettes s'adaptent parfaitement à l'œil, qu'elles n'en sont ni trop rapprochées ni trop écartées, enfin et surtout que les verres ont une action favorable à la vue. On a donné le conseil très sage de se servir pendant quelque temps des lunettes avant de les acheter. Nous avons vu souvent, en effet, des personnes qui étaient obligées, au bout de peu de jours, de changer les verres dont l'usage leur avait paru d'abord extrêmement favorable. On devra donc faire ces achats sous condition. Les opticiens dont nous avons parlé acceptent toujours ces sortes d'engagements.

Nous venons de résumer avec le plus de concision possible les principales règles hygiéniques qu'on doit suivre pour la conservation des yeux; mais il est une foule de précautions dont nous n'avons pas cru devoir parler, car elles varient suivant les circonstances, les positions, les tempéraments, etc. Nous avons ouvert la voie, et nous sommes sûrs qu'avec de l'intelligence et une volonté prononcée, on pourra toujours la parcourir d'une manière avantageuse.

DESCRIPTION DE L'OEIL.

Avant de commencer la description des maladies de l'œil, nous allons, en peu de mots, chercher à faire connaître cet organe à nos lecteurs. L'œil est un appareil fort compliqué, et ses diverses fonctions, se correspondant dans une harmonie parfaite, sont mathématiquement réglées d'une manière admirable selon les lois de la physique la plus exacte. Il a la forme d'une sphère (ou d'une boule) dont on aurait enlevé une partie sur le devant, pour la remplacer par un fragment d'une sphère plus petite. (Pl. I, fig. 1). Trois membranes forment son enveloppe, l'une externe, fibreuse, nommée *sclérotique*, vulgairement *blanc de l'œil*, est percée, sur le devant, d'un trou fermé au moyen d'une autre membrane transparente nommée *cornée*, qui s'enchâsse dans la précédente à la manière d'un verre de montre. La seconde, immédiatement appliquée en dedans de la première, est une membrane vasculaire, qu'on appelle *choroïde*; elle est recouverte à sa face interne d'une couche épaisse de matière noire, nommée *pigmentum*. La troisième, enfin, essentiellement nerveuse, placée en dedans de la choroïde, a reçu le nom de *rétine*.

A l'intérieur de l'œil, d'avant en arrière, on trouve derrière la cornée un espace rempli par un liquide parfaitement limpide, puis une membrane contractile, espèce de voile coloré, c'est l'*iris*, percé d'un trou, la *pupille*. Derrière l'iris se trouve un espace plus rétréci que le premier, avec lequel il communique au moyen de la pupille, et rempli comme lui par le liquide connu sous le nom d'*humeur aqueuse*. Ces deux espaces ont été appelés l'un *chambre antérieure*, l'autre *chambre postérieure*. A un millimètre environ de l'iris, vers l'union du quart antérieur du globe de l'œil avec ses trois quarts postérieurs, vis-à-vis la pupille, on trouve un petit corps appelé *cristallin*, qui a la forme d'une lentille; il est renfermé dans une membrane. Immédiatement derrière lui, on voit une agglomération de cellules formées par une membrane extrêmement fine, qui renferment dans leur intérieur une humeur transparente et visqueuse, semblable à du verre fondu; c'est l'*humeur vitrée*. Ce corps vitré occupe à lui seul les trois quarts postérieurs de l'œil. Le nerf optique, qui traverse la sclérotique et la choroïde à leur partie postérieure, vient se développer à la surface du corps vitré pour constituer la rétine. Pour que la vision s'opère, les rayons lumineux doivent venir tomber sur ce point, après avoir été diversement modifiés en traversant les parties antérieures de l'œil.

Cet organe, protégé sur les côtés et à la partie postérieure par les parois osseuses de la tête, est recouvert sur la partie antérieure par une membrane vasculaire très-mince, nommée *conjonctive*, qui l'abandonne pour se porter sur la face interne des paupières et former en quelque sorte leur doublure. Au-dessus, et sur le côté externe de l'œil, se trouve une petite glande qui sécrète un liquide destiné à maintenir l'œil dans un état constant d'humidité; ce liquide constitue les *larmes*, cette glande, c'est la *glande lacrymale*. Les larmes, après avoir rempli leur fonction, pénètrent dans de petits conduits placés à l'angle interne des paupières et sont reçues dans un renflement connu sous le nom de *sac lacrymal*, d'où elles arrivent dans les cavités du nez en suivant un canal osseux, le *canal nasal*. Cette marche des larmes s'opère, dans l'état ordinaire, d'une manière insensible : il faut, pour en avoir la conscience, que la glande lacrymale, influencée sympathiquement par une impression fâcheuse, fournisse, en un temps donné, plus de larmes que les conduits lacrymaux ne peuvent en recevoir; alors il y a écoulement de liquide au dehors, et, comme on dit vulgairement, les yeux pleurent. Cet état, purement passager dans ce cas, constitue une maladie lorsque, par suite de causes diverses que nous aurons à examiner, un obstacle quelconque interrompt le cours des larmes dans le trajet qu'elles doivent parcourir. En dehors et au-dessus du sac lacrymal se trouve un petit corps rougeâtre auquel on a donné le nom de *caroncule lacrymale*. Enfin l'œil et ses dépendances sont recouverts en avant par les paupières, espèces de voiles protecteurs terminés par une rangée de poils connus sous le nom de *cils*. A leur face interne, au-dessous de la conjonctive, on remarque une série de petites glandes jaunâtres qui sécrètent un liquide visqueux. C'est ce liquide qui, répandu sur le bord des paupières, contribue puissamment à retenir les larmes sur la surface de l'œil; lorsqu'il est produit en trop grande quantité, on le voit sous la forme d'une matière jaune et épaisse à laquelle on a donné le nom de *chassie*.

Les mouvements de l'œil s'opèrent par l'action de six petits muscles, quatre droits et deux obliques, qui sont insérés par un bout sur les parois osseuses de l'orbite et par l'autre sur la sclérotique, cachés par la membrane mince que nous avons fait connaître sous le nom de *conjonctive*. Les muscles droits sont diamétralement opposés, comme on le verra dans notre planche I ; l'un est supérieur, l'autre inférieur; le troisième est placé en dedans et le quatrième en dehors. Chacun de ces petits muscles, en se contractant, fait porter l'œil de son côté. Les muscles obliques, l'un supérieur, l'autre inférieur, plus petit, sont enroulés autour de l'œil et le font tourner sur lui-même. Dans les conditions ordinaires il y a une correspondance si intime entre les mouvements des deux yeux qu'il est impossible de les diriger l'un à droite, l'autre à gauche, à moins que la prédominance d'action d'un des muscles ne détruise cette étroite relation.

Nous résistons au désir de décrire en détail les fonctions de cet appareil merveilleux, afin de ne pas dépasser le but de cet ouvrage, et, à notre grand regret, nous sommes forcé de renvoyer pour cette étude aux traités spéciaux de physiologie. Nous espérons d'ailleurs en avoir dit assez pour que nos descriptions ne laissent rien de vague dans l'esprit du lecteur.

EXPLICATION DE LA PLANCHE Ire.

Fig. 1. OEil (coupe verticale) *a* cornée, *bb* son point d'union avec la sclérotique, *c* choroïde, *d* rétine, *e* chambre antérieure, *f* iris, *g* pupille, *h* chambre postérieure, *i* cristallin enveloppé dans sa capsule, *l* corps vitré, *m* nerf optique, *n* artère centrale de la rétine.

Fig. 2. Tête coupée de manière qu'on puisse voir le canal nasal : *a* globe de l'œil, *b* glande lacrymale, *c* sac lacrymal, *d* canal nasal s'ouvrant dans la partie inférieure des fosses nasales.

Fig. 3. OEil vu de face. *a* sclérotique, *b* conduits lacrymaux, *c* caroncule lacrymale.

Fig. 4. OEil droit avec ses muscles : *a* muscle droit supérieur, *b* droit inférieur, *c* droit interne, *d* grand oblique engagé dans une espèce de poulie cartilagineuse qui lui est destinée, et réfléchi sur la sclérotique, *e* petit oblique.

MALADIES DES PAUPIÈRES.

La description de l'œil et de ses annexes nous a fait voir combien l'appareil de la vision était compliqué : or, si l'on admet que chacune de ces parties puisse être le siége de diverses altérations, on pourra se faire une idée du nombre de maladies qui peuvent atteindre cet organe. Mais, hâtons-nous de le dire, elles réclament des soins assidus, minutieux, et la plupart d'entre elles ne guérissent qu'après des opérations délicates. Aussi serons-nous arrêté souvent par des difficultés insurmontables pour les gens du monde; nous nous en tiendrons, dans ce cas, à l'énonciation des moyens qui seront à leur portée, persuadé qu'on nous saura gré de ne pas dévier de la marche que nous avons suivie au début de cet ouvrage. Du reste, pour les maladies de l'œil surtout, nous croyons que nos lecteurs agiraient sagement en réclamant les conseils d'un médecin, pour peu que la maladie persistât.

Nous allons examiner les lésions qu'on observe sur ces parties en commençant par l'extérieur.

Les maladies qu'on observe le plus souvent sur les paupières sont des tumeurs, des plaies, des ulcères, l'engorgement, l'inflammation.

Des *tumeurs*, les unes cèdent à des moyens assez simples, les autres résistent et nécessitent une petite opération qui est du ressort du médecin. Au reste, comme elles n'offrent aucune particularité essentielle soit dans leur marche, soit dans leur traitement, nous renvoyons, pour ce que nous aurions à dire, à notre article sur les Tumeurs (1). Mais il en est une que nous devons décrire spécialement, c'est celle qui se développe sur le bord des paupières et en particulier vers l'angle interne ou grand angle de l'œil. Elle est connue sous le nom d'*orgeolet* (Pl. II, 1). C'est une petite tumeur de nature inflammatoire, de couleur rouge

---

(1) Pour comprendre les renvois qui sont faits dans cet ouvrage à d'autres articles, il faut noter que cette *Hygiène de la vue* fait partie du *Médecin de la famille*, par le docteur CROSILHES, ouvrage où sont décrits les symptômes, les causes et le traitement de toutes les maladies; très fort vol. in-8°, accompagné de 40 planches sur acier, coloriées avec soin. A Paris, chez MOQUET, Cour de Rohan, 3, passage du Commerce, et chez l'AUTEUR, rue St-Nicolas d'Antin, 9.

foncé, et qui est douloureuse au point de plonger les malades dans un état fébrile assez prononcé. Elle se termine tantôt par suppuration, tantôt par induration, c'est-à-dire qu'elle persiste dans cet état de dureté qu'elle avait au début ; enfin quelquefois, surtout lorsqu'on l'a combattue dès les premiers jours, elle disparaît complétement sans laisser aucune trace. Le premier cas est beaucoup plus fréquent que les deux autres, quoique l'orgeolet suppure difficilement. De même que dans le furoncle, la suppuration de l'orgeolet se termine par la sortie d'un flocon de matière épaisse, d'un véritable *bourbillon*. Nous avons vu plus haut que l'orgeolet causait ordinairement une assez vive douleur ; mais « quelquefois, dit Boyer, il est à peine en-flammé, en sorte qu'il n'occasionne aucune incommodité, et que les personnes qui en sont affectées le portent longtemps sans se plaindre, à moins que la tumeur ne s'échauffe ; alors elle cause un peu de douleur, son volume augmente, et elle se termine par suppuration. D'au-tres fois, après avoir subsisté pendant un temps plus ou moins long, l'orgeolet se dissipe et revient ensuite. Cette maladie est quelquefois périodique : on voit des femmes dont le temps de leurs règles est an-noncé par un ou plusieurs orgeolets ; ceux-là ne sont pas de longue durée, et finissent avec l'écoulement menstruel. » Certaines person-nes de constitution scrofuleuse qui ont presque toujours, comme on le dit vulgairement, mal aux yeux, sont très sujettes à l'orgeolet. J'ai connu un jeune homme qui en avait toujours un et quelquefois même plusieurs. Les aliments trop irritants, l'abus des liquides alcoo-liques prédisposent à cette affection.

Dans ces deux derniers cas, il est évident que pour empêcher le retour de la maladie, il faut chez l'un améliorer la constitution, chez l'autre changer complétement le régime de vie ; mais quand l'affection existe, voici le traitement qu'on lui oppose : Dès qu'on s'aperçoit de la maladie, on doit essayer de la faire avorter, et on y arrive assez bien par des applications répétées de glace ou même d'eau très froide. Si elle a fait des progrès, on doit se contenter d'appliquer sur l'œil un cataplasme émollient, composé, par exemple, avec de la mie de pain et du lait. L'inflammation étant peu intense, on pourrait même attendre la suppuration ou la favoriser en recouvrant la tumeur avec une petite rondelle de diachylon gommé. Nous engageons, du reste, les malades à prendre un peu de patience. « Lorsqu'on voit blanchir le sommet de l'orgeolet, dit un célèbre médecin italien, Scarpa, il ne faut pas se hâter de l'ouvrir pour donner issue à une petite quantité de sérosité purulente qui se trouve entre le bourbillon et la peau ; il faut attendre que celle-ci s'amincisse autour du point blanchâtre , qu'elle se rompe et s'ouvre assez d'elle-même pour laisser sortir avec le pus toute la portion morte du tissu cellulaire. Lorsque le bourbillon tarde à s'échapper, on le fait sortir en pressant doucement la paupière vers la base de la petite tumeur. Tous les symptômes ne tardent pas à disparaître ; le vide qui remplace le bourbillon se remplit et se ferme en vingt-quatre heures. »

On trouve dans les paupières une autre petite tumeur blanche et dure, qu'on a nommée *grêle* à cause de sa ressemblance avec un grain de grêle ; mais elle résiste à tous les traitements et il faut en venir à une opération ; nous n'avons donc rien à en dire.

Les *plaies*, par elles-mêmes, n'offrent pas plus de gravité que celles des autres régions du corps ; mais elles méritent la plus sérieuse attention à cause de la position des paupières et de leur voisinage d'organes très-importants. Nous verrons plus tard que les plaies sont occasionnées par des instruments piquants, ou tranchants, ou contondants, et qu'elles varient selon la cause qui les a produites. Les premières guérissent ordinairement dans très peu de jours, sans qu'on s'occupe même du traitement ; les secondes exigent un peu plus de temps , bien qu'on obtienne assez facilement la cicatrisation en réunissant leurs bords avec des bandelettes de diachylon maintenues par un bandage roulé autour de la tête. Les plaies contuses , suites de chutes ou de coups portés avec un instrument non acéré, un bâton par exemple , sont quelquefois suivies d'un gonflement considérable, l'inflammation est même portée jusqu'à la suppuration ; on attend, dans ce cas, que les bords de la plaie soient dégorgés pour les réunir de la manière indiquée ci-dessus. Malheureusement les plaies des paupières, celles surtout par instruments piquants, peuvent être suivies de résultats funestes, et nous devons d'autant mieux prévenir nos lecteurs, que, selon ce qui a déjà été dit, ces plaies se présentent avec toutes les apparences d'une simplicité extrême. Citons, d'après Boyer, un fait qui nous fera mieux comprendre : « Un officier reçut un coup d'épée à la paupière inférieure de l'œil droit, précisément à l'endroit où cette paupière se joint à la joue. La plaie était petite; elle fut guérie au bout de quatre jours. Il survint seulement à la conjonctive de la paupière blessée une légère inflammation qui se dissipa en deux

jours. Le second jour de l'accident, cet officier sentit un violent mal
de tête du côté de la blessure, et en même temps une légère douleur
au bras gauche qu'il ne pouvait presque pas remuer. Le médecin qui
rapporte cette observation ne vit cet officier qu'un mois après sa blessure. Il avait été saigné une fois, la douleur du bras avait beaucoup
augmenté, et par suite elle devint plus forte, malgré l'application de
tous les remèdes adoucissants qu'on put imaginer et plusieurs saignées du bras et du pied. Son bras perdit de plus en plus le mouvement et devint enfin tout à fait paralytique. La cuisse du même côté
commençait aussi à perdre ses mouvements, lorsque cet officier mou-
rut trois mois après avoir été blessé. Il avait conservé l'intégrité de
son jugement jusqu'à son dernier soupir. Son œil droit fut toujours
aussi bon que le gauche et il voyait fort bien de tous les deux. » On
fit l'ouverture du crâne et on trouva un abcès contenant beaucoup
de pus, qui s'était formé à la partie antérieure du cerveau. Il n'existait aucune communication entre le foyer de cet abcès et la blessure
extérieure. Nous avons cité ce fait précisément à cause de cette dernière circonstance, car il n'est pas rare de voir survenir des lésions
mortelles à la suite de coups portés par des instruments qui, perforant
ou brisant le crâne, atteignent le cerveau ; mais de prompts accidents
ne tardent pas à annoncer l'existence de ces lésions, tandis qu'un
cas pareil à celui-ci pourrait parfaitement induire en erreur les gens
du monde.

On voit quelquefois des *ulcérations* à l'intérieur des paupières
chez les individus qui ont des inflammations chroniques des yeux ;
elles sont sans importance. Boyer en indique une autre espèce. « On
appelle vulgairement *gale* ou *gratelle* des paupières une ulcération de
leur bord et d'une portion de leur face interne. Bornées quelquefois
à une seule paupière, ou même à une portion, ces ulcérations s'étendent dans quelques cas aux quatre paupières à la fois. L'ulcération
commence par le bord, où le malade éprouve un prurit incommode
qui l'oblige souvent à y porter les doigts. Ce bord se tuméfie et gêne
les mouvements de la paupière ; il rougit, devient dur, se renverse un
peu en dehors, et fournit une humeur plus ou moins visqueuse, blanche ou jaunâtre. En l'examinant de près, on y distingue une rangée
de petits ulcères superficiels qui chaque jour deviennent plus ap-
parents. Le matin, les cils sont agglutinés, ou les paupières elles-
mêmes sont collées par une humeur jaunâtre desséchée. » Ces ul-

cérations sont traitées au début par des collyres émollients, comme l'eau de graine de lin, de guimauve, etc., auxquels on ajoute 15 ou 20 centigr. d'acétate de plomb dès que l'inflammation a diminué d'intensité.

D'autres fois les paupières, par suite de la compression exercée sur les parties environnantes, ou même naturellement chez les personnes d'une constitution molle, sont le siége d'un engorgement qui n'a rien de sérieux, car il disparaît avec facilité et ne résiste jamais à quelques collyres d'eau de roses et de plantain.

Enfin les paupières, sous l'action de causes diverses, comme l'érysipèle, les coups, les piqûres, etc., peuvent être prises par une inflammation plus ou moins intense qui atteint quelquefois les périodes graves de l'érysipèle phlegmoneux. Si la maladie n'est pas extrêmement violente, on pourra en venir facilement à bout en administrant au malade des purgatifs répétés et en recouvrant les paupières deux fois par jour d'une couche épaisse d'onguent mercuriel double. Nous indiquons ces deux moyens pour le cas où on ne pourrait pas recourir aux avis du médecin ; mais nous devons nous en tenir là, car si la maladie faisait toujours des progrès en tendant vers la suppuration, il faudrait de toute nécessité réclamer les secours d'un homme de l'art.

La paupière supérieure est quelquefois frappée d'immobilité, au point que le malade ne peut la relever. Cet accident est dû à diverses causes : tantôt au relâchement de la peau, et dans ce cas il exige une opération ; tantôt à une paralysie du muscle élévateur, paralysie qu'on arrête quelquefois par l'application d'un vésicatoire à la nuque, et par des frictions sur la paupière avec des liniments volatils excitants ; tantôt enfin cet état est occasionné par l'introduction entre les paupières d'un corps irritant qui provoque une contraction tellement forte qu'on éprouve une résistance presque insurmontable si on tente de les ouvrir. Dans ce dernier cas on obtient presque toujours un résultat heureux en employant des fomentations d'eau froide ou des cataplasmes émollients secondés par quelques bains entiers.

MALADIES DE LA CONJONCTIVE.

La conjonctive, cette membrane mince que nous avons vu recouvrir la partie antérieure du globe de l'œil, puis se replier pour s'appliquer sur la face interne des paupières, est sujette à des affections que nous allons examiner avec soin, car on les observe très fréquemment. Comme elles sont presque toujours dues à l'inflammation, c'est par celle-ci que nous devons commencer.

OPHTHALMIE.

(Conjonctivite, catarrhe de l'œil, cocote.)

L'inflammation de la conjonctive présente de grandes différences sous le rapport de son étendue et de son intensité. Bornée quelquefois à une petite partie de cette membrane, et très légère, elle peut l'envahir dans toute son étendue, occasionnant des accidents extrêmement graves, car ils peuvent aller rapidement jusqu'à la perte de l'œil. Décrivons les symptômes qui caractérisent ces deux cas.

Le malade éprouve une cuisson douloureuse dans l'œil, il lui semble que des grains de sable roulent sous ses paupières, un clignotement continuel redouble cette sensation importune ; les vaisseaux sanguins qui, dans l'état de santé, sont imperceptibles, apparaissent gorgés de sang et rougissent le blanc de l'œil ; enfin le malade ne peut ouvrir les yeux qu'à demi, car le contact de la lumière lui fait mal ; les larmes, notablement augmentées, débordent les paupières et s'écoulent au dehors. L'état général du malade participe à cette excitation ; aussi, presque toujours, l'ophthalmie s'accompagne d'une fièvre légère. Ces symptômes ne persistent guère au delà de deux ou trois jours, à moins que la cause productrice ne continue toujours son action. Voilà pour l'ophthalmie légère.

Dans l'ophthalmie grave on observe les mêmes symptômes ; mais ils offrent une bien autre intensité. « Les fonctions de l'œil sont bien plus troublées que dans l'espèce précédente. Il est immobile et ne peut supporter l'impression de la lumière la plus faible. Lorsqu'un

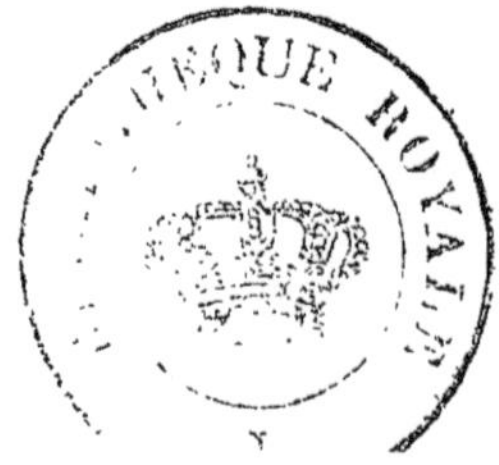

rayon de lumière vient à le frapper, les douleurs s'exaspèrent ; les paupières se contractent avec une sorte de spasme ; le sourcil s'abaisse et se fronce, tous les muscles de la face qui s'insèrent au contour de l'orbite entraînent convulsivement vers l'organe irrité toutes les parties qu'ils doivent mouvoir ; l'œil ne distingue qu'imparfaitement les objets, et souvent ils paraissent colorés en rouge ; la sécrétion des larmes est ou augmentée ou suspendue : dans ce dernier cas, qui est le plus rare, les yeux sont desséchés et l'anxiété est extrême ; dans le premier, les larmes irritent l'œil par leur contact, et, en s'écoulant sur les joues, elles y impriment des sillons et déterminent des excoriations superficielles. Les glandes de Méibomius offrent dans leur sécrétion les mêmes désordres que la glande lacrymale; tantôt elle est suspendue, et cette circonstance favorise l'écoulement des larmes et l'excoriation du bord des paupières ; tantôt elle est augmentée et les cils sont agglutinés entre eux par une humeur tenace et verdâtre qui forme une croûte assez épaisse. A ces symptômes locaux se joignent des symptômes généraux plus ou moins graves. Ordinairement une douleur de tête violente se fait sentir, surtout vers la nuque ; la figure est animée, la soif ardente, le pouls fréquent, la chaleur du corps augmentée, le sommeil est rare et troublé par des rêves, il survient du délire (Boyer). » La couleur de l'œil est d'un rouge écarlate, et pour peu que la maladie fasse des progrès, les vaisseaux sanguins, distendus, donnent à l'œil une teinte uniforme qui cache complétement la couleur blanche de la sclérotique ; en même temps la conjonctive s'épaissit et forme autour de la cornée un bourrelet assez étendu pour gêner quelquefois la vision (Pl. II, 2). Nous avons dit que l'œil était expressément impressionné par le contact de la lumière, ajoutons que cette sensibilité se manifeste même pendant l'occlusion des paupières ; car celles-ci se laissent facilement traverser par les rayons lumineux, comme on peut s'en convaincre dans l'état de santé. Le malade, pour se soustraire à ce fâcheux état, doit rester dans un lieu obscur ; mais lorsque l'inflammation est vive, malgré l'éloignement de toute lumière, il voit encore à chaque instant des étincelles, des étoiles, des fusées.

On comprendra que le pronostic de cette maladie varie selon les degrés de l'inflammation. La conjonctivite légère guérit assez facilement ; mais il n'en est pas toujours ainsi lorsque la maladie présente les symptômes graves que nous avons fait connaître.

Enfin l'inflammation de la conjonctive peut passer à l'état chronique, surtout quand on n'a pas fait usage de moyens assez actifs pour l'arrêter ou qu'on reste toujours soumis aux mêmes influences. Dans ce cas, les yeux, quoique douloureux, n'éprouvent point cette chaleur constante, caractéristique de la première période, à moins qu'ils ne soient exposés de nouveau à quelqu'une des nombreuses causes d'irritation. Les bords des paupières seuls paraissent rouges ; mais si on cherche à les renverser légèrement pour voir leur face interne, on s'aperçoit que cette couleur est uniformément répandue, quelquefois même elle recouvre une partie du blanc de l'œil. Du reste, les fonctions de l'œil s'exécutent, quoique avec un peu de difficulté. Livrée à elle-même, cette affection persiste ordinairement pendant toute la vie et elle est très-grave, dans quelques cas, en ce qu'elle peut amener des affections secondaires, comme le ptérygion, les taies de la cornée, quelquefois même la perte de la vue.

Si nous recherchons les causes de l'ophthalmie, nous en trouverons un grand nombre. Tantôt ce sont des causes mécaniques, comme les contusions, la présence de quelques corps étrangers, des grains de sable ou de poussière, par exemple, apportés par les vents; tantôt l'exposition à des vapeurs irritantes, à une lumière trop vive. Nous connaissons un profond mathématicien polonais qui, durant les dernières guerres soutenues pour l'indépendance de ce malheureux pays, privé de tous ses moyens d'étude, traçait sur la neige, avec la baguette de son fusil, les opérations algébriques dont il avait besoin pour ses solutions scientifiques. La défaite des Russes lui ayant laissé un jour de trève, il l'employa tout entier à la solution d'un problème qui exigeait l'attention la plus soutenue. Le lendemain une conjonctivite des plus violentes se déclara, et le chirurgien-major qui lui donna des soins craignit pendant fort longtemps de ne pas pouvoir lui conserver la vue. Il paraît que dans les pays très-chauds, la réflexion de la lumière par le sable fortement échauffé produit le même effet. Dans quelques cas on a pu attribuer la conjonctivite à des causes internes, comme la cessation subite de la transpiration, la répercussion d'une dartre, la suppression brusque d'un cautère ou d'un vésicatoire auxquels ou était habitué depuis longtemps; enfin nous avons dit que certains individus en étaient affectés périodiquement, en raison de leur constitution scrofuleuse.

L'ophthalmie blennorrhagique ou vénérienne, l'ophthalmie purulente des enfants seront décrites dans les traités spéciaux (1); nous ne les mentionnons ici que pour mémoire. Celles qui surviennent à la suite de certaines maladies, comme la scarlatine et la variole, n'offrent aucune particularité remarquable. Mais il est une variété que nous ne pouvons pas passer sous silence, c'est celle qui donne lieu à un écoulement d'humeur chassieuse, l'*ophthalmie catarrhale.* Les symptômes sont à peu près ceux que nous avons déjà décrits, surtout au début; mais le liquide qui s'écoule, d'abord clair comme celui qui constitue les larmes, change de nature, s'épaissit et devient assez abondant pour forcer le malade à essuyer l'œil presque continuellement. Pour peu que cette manœuvre soit arrêtée, pendant le sommeil par exemple, cette espèce d'humeur s'accumule sur le bord des paupières, agglutine les cils, et lorsque le malade se réveille, il éprouve une difficulté extrême à ouvrir les yeux. Il est rare que cette ophthalmie existe sans douleur de tête, sans un peu de toux et surtout sans coryza (rhume de cerveau). En général elle n'est point dangereuse. On l'attribue principalement à l'influence d'une atmosphère passant subitement du froid au chaud, et il est certain qu'on l'a vue survenir bien des fois chez des individus qui avaient reçu sur les yeux un courant d'air froid et humide.

Traitement. — « Lorsque l'ophthalmie aiguë est très-légère, dit le célèbre Scarpa, elle cède assez promptement à la diète et aux purgatifs doux, comme un grain de tartre stibié étendu dans une livre et demie de décoction de chiendent. On répète ce moyen pendant quelques jours, pourvu qu'il n'en résulte pas des évacuations trop abondantes. Quant aux moyens locaux, après avoir acquis la certitude qu'il ne s'est pas introduit de corps étranger entre l'œil et les paupières, on prescrira de fréquentes lotions sur la partie malade avec de l'eau de mauve tiède, et des applications souvent répétées d'herbes émollientes bouillies dans du lait. A peine est-il besoin de faire observer que si l'ophthalmie était entretenue par un embarras de l'estomac, le meilleur ou plutôt le seul moyen de la faire cesser promptement serait de provoquer le vomissement; au contraire, s'est-elle manifestée à la suite de la suppression d'un écoulement de sang habituel, des hémorrhoïdes ou d'une épistaxis (saignement de nez), rien ne peut suppléer l'application des sangsues aux environs du lieu

---

(1) Voir la note de la page 12.

par où se faisait l'effusion naturelle. Enfin on appliquera des cataplasmes émollients sur les yeux, topiques d'autant plus nécessaires
que les symptômes inflammatoires, et notamment la douleur et la
cuisson, sont plus rebelles. A la faveur de ce traitement, l'ophthalmie parcourt ordinairement sa première période dans l'espace de
quatre à cinq jours. »

L'inflammation est-elle considérable, la première indication consiste à tirer du sang en plus ou moins grande quantité selon les circonstances, et c'est pour cela que nous conseillons de recourir au médecin sans perdre un instant; mais comme nous raisonnons dans
l'hypothèse où on serait privé de son secours, nous conseillerons
d'appliquer au-dessous de l'oreille 12 ou 15 sangsues et de laisser
saigner les piqûres le plus possible. Il importe quelquefois de renou-
veler ce moyen ; on y pourvoira selon les circonstances. Cette médication active est secondée avec succès par l'usage du tartre stibié
à la dose de 30 ou 40 centigrammes toutes les vingt-quatre heures
dans quelques onces d'eau distillée ou mêlé avec du petit-lait. Les
paupières et les environs de l'orbite sont frictionnés deux ou trois
fois par jour avec 8 à 12 grammes d'onguent mercuriel double.
Quelques personnes nerveuses se sont trouvées fort bien de l'application d'un vésicatoire à la nuque ; nous pensons, avec Boyer, que ce
moyen serait plus nuisible qu'utile chez des individus d'une constitution robuste et d'un tempérament sanguin. La décoction de racine
de guimauve, de graine de lin, l'infusion de mélilot, ou autres liquides mucilagineux, servent à bassiner l'œil plusieurs fois dans la journée ; mais lorsque les symptômes de l'inflammation ont diminué, on
relève ces liquides par quelques gouttes d'acétate de plomb, ou d'al-
cool, ou d'eau de Cologne. On emploie très-souvent, pour combattre
cette maladie, le collyre au nitrate d'argent, en commençant par une
solution de 5 centigr. pour 30 gram. d'eau distillée, et augmentant
successivement la dose du nitrate d'argent jusqu'à 10 et 15 centigr.
Ce collyre est instillé entre les paupières goutte par goutte, et plusieurs
fois par jour jusqu'à guérison. « Un point important, c'est de soustraire l'œil à l'impression de la lumière, en plaçant le malade dans une
chambre peu éclairée. Une autre précaution non moins utile, c'est
d'élever la tête du malade pour diminuer la tendance des humeurs à
se porter vers cette partie. A mesure que l'ophthalmie se dissipe, on
laisse, par degrés, arriver la lumière dans la chambre du malade, afin

de l'accoutumer à la clarté du jour. L'expérience a appris que rien n'est plus propre à entretenir la sensibilité de l'œil, et par conséquent à retarder l'époque à laquelle cet organe peut être rendu à ses fonctions, que de le soustraire à l'impression de la lumière lorsque cette précaution cesse d'être nécessaire (Boyer). »

Lorsque l'ophthalmie peut être rapportée à un vice de la constitution, à quelque cause interne, il va sans dire que la première chose à faire c'est de combattre cette cause, tout en employant les moyens locaux.

L'ophthalmie catarrhale à son début peut être traitée comme l'ophthalmie ordinaire : une application de sangsues et de fréquentes lotions sur les yeux avec de l'eau blanche ou une forte décoction de têtes de pavots suffisent souvent pour en venir à bout. Ces lotions sont faites au moyen d'une éponge fine qu'on appuie sur l'œil sans le presser; on peut les remplacer par des bains locaux fréquents. De petits vases fabriqués exprès se trouvent dans tous les magasins de faïenceries. Enfin, pour éviter le collement des bords des paupières, on a soin de les enduire de cérat, le soir avant de se coucher. L'état général du malade sera traité selon les indications : quelques purgatifs, des boissons chaudes et bien sucrées; quelques tasses d'infusion de bourache pour amener une légère transpiration, enfin l'exposition à une température douce et chaude.

Nous n'avons pas cru devoir dire qu'il fallait, pour première condition du traitement dans toutes les ophthalmies, de même que pour les prévenir et éviter les récidives, rechercher soigneusement les causes qui y avaient donné lieu, et, quelles qu'elles fussent, soustraire pour toujours le malade à leur influence.

PTÉRYGION, VARICES, ETC.

On connaît sous les noms de *ptérygion, ongle, onglet,* une excroissance plate en forme de triangle qui occupe la conjonctive, ordinairement au côté interne, dont la base regarde le blanc de l'œil et la pointe se dirige vers la pupille. Le début de cette affection a lieu par un gonflement de la conjonctive et sa marche s'opère de l'angle de l'œil vers la cornée. Le ptérygion est d'une couleur rougeâtre; il n'occasionne aucune douleur, et les individus qui ne font point usage de miroirs pour leur toilette pourraient être affectés depuis longtemps par cette lésion sans s'en apercevoir. Du reste, elle n'offre rien de grave, à moins qu'elle ne s'étende bien avant sur la cornée; dans ce cas, elle gênerait la vision et offrirait plus tard de grandes difficultés, si on ne s'opposait pas à ses progrès. Le ptérygion survient souvent à la suite de l'ophthalmie; mais souvent il arrive sans qu'on puisse lui assigner une cause raisonnable. L'homme y est sujet à tous les âges, et on a vu des enfants l'apporter en naissant. On a quelquefois arrêté la marche de cette affection en faisant usage des collyres indiqués ci-dessus pour l'ophthalmie; mais il arrive souvent que tous les moyens échouent, et l'on est obligé de s'adresser au médecin, qui pratique l'opération.

Dans quelques cas, à la suite des inflammations de l'œil, la conjonctive est parsemée de vésicules pleines d'un liquide plus ou moins transparent. Ces petites tumeurs sont moins dangereuses qu'incommodes, en ce qu'elles gênent les mouvements des paupières. Si on ne pouvait réclamer les secours d'un médecin, on devrait, au moyen d'un instrument pointu, une aiguille par exemple, les percer avec la plus grande précaution, puis instiller dans l'œil quelques gouttes de collyre au nitrate d'argent. Dans la journée on ferait plusieurs injections avec de l'eau distillée de fenouil ou de chélidoine.

Les ophthalmies, surtout quand elles ont été répétées, laissent souvent à leur suite des varices dans les veines que nous avons vues ramper à la surface de la conjonctive et lui communiquer cette coloration rouge si intense. Ces varices ne causent aucune douleur, et le malade ne s'en apercevrait même pas si elles ne gênaient les mouvements de l'œil. On doit recourir dans ce cas à des collyres astringents et aromatiques, comme l'infusion de mélisse, de camomille, dans lesquelles on aura ajouté une petite quantité de sel ammoniac, ou d'alun, ou de sulfate de zinc. Si ces moyens, continués pendant quelque temps, étaient infructueux, il faudrait se décider à subir l'opération, fort légère du reste.

Dans quelques cas il se manifeste un engorgement de la conjonctive, à la suite d'une inflammation ou de quelque contusion, ou bien chez les personnes d'une constitution molle, prédisposées, par conséquent, à ce genre d'affection. Cet engorgement est quelquefois assez considérable pour former au devant de l'œil une sorte de tumeur : on a rapporté l'observation d'un enfant qui avait l'œil aussi gros qu'un œuf de poule. Il n'arrive ordinairement qu'avec lenteur; mais on a cité des exemples dans lesquels il était survenu avec une rapidité extrême. Demours dit qu'un horloger eut, dans l'espace de deux heures, un engorgement si abondant qu'on fut obligé de pratiquer une opération pour le mettre en état de continuer ses travaux. Cette tumeur est assez molle pour conserver l'impression du doigt qu'on appuie sur elle. Le malade n'éprouve pas beaucoup de douleur ; mais les mouvements de l'œil et des paupières ne sont exécutés qu'avec la plus grande peine. Si on reconnaissait que cet accident était dû à l'inflammation, il faudrait se hâter d'appliquer des sangsues autour de l'œil ; dans le cas contraire on devrait recourir à l'emploi des collyres astringents (V. le *Formulaire*). Cette médication serait appuyée par des purgatifs répétés tous les jours jusqu'à amélioration. Dans la plupart de ces cas on retire le plus grand avantage de l'application d'un vésicatoire au bras, ou mieux, à la nuque. Le malade serait tenu à l'abri des courants d'air et de l'humidité ; on devrait même chercher à favoriser la transpiration en lui administrant quelques boissons chaudes et sudorifiques, comme la bourache et le tilleul, et en le recouvrant de vêtements convenables. Si ces moyens échouaient, il faudrait en venir à l'opération.

Quelquefois, et sans qu'on puisse en connaître la cause, il se forme subitement au-dessus du blanc de l'œil des épanchements de sang, semblables à ceux qui surviennent à la suite des contusions. Comme ceux-ci, ils changent bientôt de couleur, deviennent bleus, puis jaunes, et disparaissent insensiblement. Ces accidents arrivent ordinairement chez les individus sanguins ; aussi les a-t-on toujours regardés comme des symptômes précurseurs de l'apoplexie. Bien que l'on n'ait, dans ce cas, aucun traitement à leur opposer directement, on agira sagement en conseillant à ces personnes d'éviter toutes les causes d'excitation, de suivre un régime modéré, d'avoir fréquemment recours aux purgatifs, etc.

Nous ne terminerons point ce qui a rapport à la conjonctive sans nous occuper d'un accident extrêmement fréquent, l'introduction d'un corps étranger dans cette membrane. Tantôt ce sont des débris de substances inertes qui ont une action purement mécanique, comme des éclats de bois, de pierre, du sable, etc. ; tantôt des substances caustiques, comme certains acides, la chaux, etc. ; tantôt enfin, des corps animés, comme certains insectes. On conçoit que les effets doivent varier selon la nature de ces corps. Ceux de la première espèce sont entraînés le plus souvent par les larmes ; mais quelquefois ils sont arrêtés sur la conjonctive, à l'endroit où elle se replie pour doubler les paupières, et occasionnent de graves accidents inflammatoires. Du reste, rien n'est variable comme ces effets. « Un petit brin de paille, arrêté dans la conjonctive palpébrale d'une jeune demoiselle donna naissance à une tumeur du volume et de la forme d'une fraise ; tandis qu'un morceau de pierre, au contraire, resta dix ans impunément sous la conjonctive sclérotidale. Des grains de poudre sont restés sans accident dans les lames de la cornée, tandis qu'un petit fétu d'épi de blé détermina une ophthalmie indomptable jusqu'à la découverte et à l'extraction de ce corps » (Rognetta). Les substances caustiques déterminent une vive inflammation et cautérisent quelquefois la surface de l'œil de manière à empêcher la vision. Enfin les insectes, par l'irritation incessante qu'ils occasionnent, peuvent causer des ophthalmies plus ou moins graves. Dans ces divers cas, les symptômes éprouvés par le malade sont à peu près ceux que nous avons déjà signalés : rougeur, larmoiement, douleur, trouble dans la vision, inflammation locale, état général fébrile.

Quand on aura lieu d'attribuer ces accidents à l'introduction de quelqu'un de ces corps, il faudra se hâter d'examiner l'œil du malade, qu'on fera placer pour cela dans un endroit bien éclairé, à moins qu'il ne puisse supporter l'éclat de la lumière. Après lui avoir recommandé de fermer l'œil sain avec une de ses mains, on écarte doucement les paupières de l'œil malade et on l'examine attentivement en le faisant tourner dans tous les sens. Si on ne peut parvenir ainsi à découvrir ce corps étranger, il faut renverser successivement les deux paupières : on y parvient assez facilement. Dans le cas où ce moyen répugnerait, on pourrait faire cette exploration au moyen d'une bague d'or unie, qu'on introduirait entre les paupières et l'œil. Quelques personnes ont les paupières tellement contractées qu'il est impossible de les ouvrir et de songer à faire des recherches ; en ce cas, il faut placer ces malades pendant quelques heures dans un lieu très obscur, et recouvrir l'œil avec une compresse trempée dans de l'eau bien fraîche et arrosée de quelques gouttes de laudanum. Au bout de ce temps ordinairement les contractions ont cessé. Si, après plusieurs tentatives, on n'était parvenu à aucun résultat, bien qu'on fût certain de l'existence de ce corps étranger, il ne faudrait cependant pas apporter dans ces recherches une obstination qui pourrait être très nuisible au malade : on devrait placer celui-ci dans les conditions que nous indiquions il y a un instant, humecter ses yeux continuellement avec de l'eau très fraîche et attendre ainsi qu'une occasion plus favorable se présentât, ou que le corps étranger fût entraîné par les larmes, comme cela arrive très souvent.

« Les corps non adhérents, comme les cendres, la poussière, un moucheron, etc., sont facilement extraits en faisant incliner la tête en avant, comprimer l'angle interne de l'œil avec le bout du doigt, et clignoter pendant quelques minutes dans cette position ; l'écoulement des larmes que le doigt empêche de passer dans le sac, conjointement à cette espèce de fouettement opéré par les paupières, entraîne de suite le corps au dehors... La simple humidité retient quelquefois attachés à la conjonctive certains corps étrangers, tels que les ailerons d'insectes, les feuillets des coques de millet, etc. Un pinceau doux trempé dans du miel ou dans un sirop quelconque, la pointe d'un petit cornet de papier mouillé avec de la salive ou tout autre instrument analogue, peuvent servir à les détacher et à les entraîner au dehors. Si le corps étranger est fixé dans le tissu de l'œil, plusieurs instruments peuvent servir à son extraction. Les doigts, de petites pinces, la pointe d'une lancette, d'un cure-dents, une curette, un anneau, etc., rempliront ce but si le corps est accessible à leur action » (Rognetta.). Ajoutons que, dans les cas simples, il suffit très souvent de laver l'œil avec de l'eau fraîche, et quand le corps étranger résiste à ce moyen, on réussit quelquefois en introduisant sous les paupières une graine de lin ou de sauge sclarée (orvale, toute-bonne) qui se gonfle et l'entraîne avec elle. Si l'on a affaire à des substances caustiques, comme la potasse ou la chaux, on devra chercher de suite à les neutraliser. Dans ce but, au moyen d'une petite seringue, on injectera dans l'œil un liquide convenable, du lait par exemple, ou, à son défaut, de l'eau mélangée avec du blanc d'œuf, et ce lavage devra être répété plusieurs fois dans la journée.

MALADIES DE LA CARONCULE.

La caroncule [lacrymale , ce petit organe que nous avons vu placé au côté interne de l'œil, peut être le siége d'une tumeur dont le volume, plus ou moins considérable , égale quelquefois celui d'un œuf de poule. Tantôt ce sont des blessures , une fausse position des cils, l'introduction de quelque corps étranger qui produisent cette altération ; tantôt les causes sont inconnues. L'inflammation se développe d'abord avec tous ses caractères : rougeur, gonflement, douleur, difficultés dans les mouvements des paupières, écoulement continuel des larmes, puis d'un liquide plus épais. Dans certains cas, surtout lorsque le développement de la tumeur se fait d'une manière insensible, il n'y a point ou presque point de douleur. Mais cette altération ne se présente pas toujours avec les mêmes caractères : c'est quelquefois une petite excroissance molle, rouge, inégale, qui présente des prolongements semblables à ceux d'une crête de coq, saignant au moindre attouchement. On doit toujours se bien tenir en garde contre cette espèce de tumeur, car très souvent, après être restée longtemps dans le même état , elle se recouvre, sur l'un de ses points , d'une ulcération de couleur rouge foncé qui ne tarde pas à prendre l'aspect des plaies cancéreuses , et qui s'accompagne d'ailleurs de douleurs lancinantes, caractéristiques du cancer.

Traitement. — La tumeur inflammatoire de la caroncule peut, dans la plupart des cas, disparaître sous l'influence d'une médication active et prompte : ainsi, des applications réitérées de sangsues à l'angle interne de l'œil, l'emploi de pommades astringentes, de collyres de même nature, soit au sulfate de zinc, de cuivre ou d'alun, ou au nitrate d'argent, arrêtent souvent la maladie; mais, il faut bien le dire, elle résiste quelquefois, et, dans ce cas, le médecin doit pratiquer l'opération convenable. La seconde espèce de tumeur que nous avons décrite peut aussi, dans son état de simplicité, être guérie parfaitement par les moyens déjà indiqués; quand elle commence à s'ulcérer, la guérison ne peut être obtenue que par l'excision des parties altérées. Dans cette circonstance, nous nous garderons bien de conseiller au malade de s'en rapporter à lui-même pour la direction d'un traitement qui, en raison de la délicatesse de l'organe, exige des précautions infinies.

MALADIES DES VOIES LACRYMALES.

L'altération des conduits lacrymaux empêche les larmes de suivre leur voie ordinaire; elles se répandent alors sur les joues et constituent cette infirmité extrêmement désagréable qu'on connaît en médecine sous le nom d'*épiphora*. Cet accident peut être dû à des causes très diverses; mais le plus souvent il arrive à la suite de l'inflammation soit des paupières, soit de la conjonctive. On devra, dans ce cas, faire de fréquentes lotions avec des liquides émollients, tels que l'eau de guimauve ou de sureau; pour peu que cet état persiste, il faudra avoir recours au médecin, qui fera des injections dans les conduits lacrymaux, au moyen d'une petite seringue disposée exprès. Si, malgré ces moyens, la maladie persiste encore, le médecin a d'autres ressources à sa disposition; c'est à lui de juger leur opportunité; car nous partageons l'opinion de Boyer : « l'oblitération complète des conduits lacrymaux est une maladie incurable, et, dans ce cas, il vaut mieux que le malade supporte les incommodités de son larmoiement, que de subir cette opération dont il ne peut espérer aucun avantage et qui peut même aggraver son état. »

Arrivons à des altérations plus importantes, qu'on observe très fréquemment : je veux parler de la *tumeur* et de la *fistule lacrymales*. Ces deux maladies, au reste, semblent n'en former qu'une, mais à des degrés différents. Par suite de circonstances très variables, les larmes, rencontrant un obstacle à leur marche dans le canal nasal, remplissent ce conduit et dilatent plus ou moins le sac lacrymal; il y a une petite tumeur à l'angle interne de l'œil. Lorsque cet état dure depuis longtemps, la membrane qui forme l'enveloppe de ce sac s'ulcère, et alors commence le second degré de l'altération, c'est-à-dire la fistule. Examinons avec soin les symptômes qui se présentent dans ces deux cas.

Le début de la tumeur lacrymale est presque insensible : les larmes éprouvent un léger retard dans leur cours et le malade ne s'en aperçoit que parce qu'il y a un peu de larmoiement. Au bout d'un certain temps, l'humeur que sécrètent les glandes placées à la face interne des paupières est fournie en plus grande abondance, elle devient plus épaisse, et son mélange avec les larmes constitue un liquide qui éprouve une grande difficulté à parcourir les voies lacrymales. Cel-

les-ci sont bientôt obstruées, le sac est dilaté : on aperçoit distinctement une tumeur oblongue, molle, qui ne fait éprouver aucune douleur et ne présente même aucun des caractères de l'inflammation. Si
on essaye de la comprimer avec le doigt, on fait refluer par l'ouverture supérieure des conduits lacrymaux un liquide épais et la tumeur
s'affaisse. De ce moment le larmoiement cesse et il ne recommence
qu'au bout d'un certain temps. La raison de cette intermittence est
bien facile à comprendre : par la compression on a vidé la tumeur, et
les larmes peuvent reprendre leur cours jusqu'à ce que le sac lacrymal, distendu de nouveau, ne puisse pas en contenir une plus grande
quantité, et les fasse refluer sur les joues. Si le canal nasal n'était
point complétement fermé, il pourrait s'écouler par les narines une
partie du liquide; on s'en apercevra, du reste, facilement, car lorsque
le cours des larmes est interrompu dans le canal nasal, le malade
éprouve, dans la narine correspondante, un sentiment de sécheresse
assez prononcé.

Telle est la tumeur lacrymale dans sa simplicité, et lorsqu'elle est
récente; mais si la maladie existe depuis longtemps elle se présente
avec d'autres caractères que le professeur Boyer a parfaitement décrits : « Le séjour prolongé des larmes donne lieu à leur altération, la
membrane interne du sac est irritée et sécrète une plus grande quantité d'humeur; elle s'enflamme, et l'inflammation gagne le tissu cellulaire et la peau qui couvre le sac. L'humeur qui sort par les points
lacrymaux est chaude et âcre. Alors il survient un gonflement inflammatoire érysipélateux, qui s'étend sur le grand angle de l'œil, sur les
paupières, le nez, le front et la joue. La fièvre, des douleurs de tête,
l'insomnie se joignent à ces symptômes lorsque l'inflammation est
considérable. Cette inflammation, quand on la traite par les moyens
convenables, se calme; le gonflement diminue peu à peu de la circonférence au centre, en sens opposé à son progrès; mais la peau
reste rouge au grand angle de l'œil, s'y élève davantage, s'amollit,
s'ouvre, et laisse écouler du pus mêlé à des glaires et à des larmes.
Cette ouverture se ferme quelquefois; mais il reste un petit noyau
d'engorgement qui est le présage d'une nouvelle inflammation, laquelle se terminera par suppuration; et après avoir été ainsi enflam-
mée à plusieurs reprises, la tumeur restera ouverte et la maladie
prendra le nom de *fistule lacrymale*. » Celle-ci sera donc caractérisée par une ou plusieurs petites ouvertures donnant passage à l'hu-

meur dont nous avons parlé. Il importe, si on a eu le malheur de laisser arriver la maladie à ce point, de ne pas attendre plus longtemps pour réclamer de la part du médecin une opération qu'il est impossible d'éviter. En persistant dans cet état, on pourrait s'exposer à des accidents beaucoup plus graves.

Ce n'est pas à dire que la tumeur et même la fistule lacrymales soient des maladies graves, elles n'offrent, dans la plupart des cas, qu'une fâcheuse infirmité; mais il suffit qu'elles aient été suivies quelquefois de sérieux accidents pour qu'on doive toujours chercher à obtenir la guérison, quand même on serait décidé à surmonter le dégoût de cet écoulement perpétuel d'humeur sur les joues.

Traitement. — Nous avons dit que la tumeur lacrymale était produite par toutes les causes dont l'action tendait à empêcher le cours des larmes ; il faudra donc, pour première condition, chercher à connaître ces causes et à les combattre. Ce résultat obtenu, on emploiera contre la tumeur des moyens directs : ainsi on appliquera tous les huit jours, ou plus souvent selon l'effet produit, quelques sangsues autour de la tumeur; les lotions avec des liquides émollients, puis astringents, l'eau blanche, la décoction de roses rouges, par exemple, les fumigations par les narines seront fréquemment employées ; les purgatifs répétés, des bains de pieds sinapisés, et même un vésicatoire à la nuque seconderont parfaitement cette médication. Enfin nous indiquerons des frictions, renouvelées plusieurs fois dans le jour, avec l'onguent napolitain ou la pommade d'iodure de plomb. Les fumigations seront prises au moyen d'un entonnoir placé au-dessus d'un vase dans lequel on opère l'infusion de quelques plantes convenables, comme le sureau, la camomille, etc. Ce mode de traitement réussit à merveille chez certains malades; il échoue souvent chez d'autres. Quoi qu'il en soit, les personnes en voie de traitement devront éviter avec le plus grand soin tout ce qui pourrait devenir une cause d'inflammation et principalement la chaleur ou le froid trop vifs. Celles qui, malgré le peu de succès des moyens employés, ne voudraient point se soumettre à l'opération devront maintenir l'œil et les parties environnantes dans la plus grande propreté et avoir soin de comprimer souvent la tumeur afin d'empêcher les larmes d'y séjourner trop longtemps.

MALADIES DE LA CORNÉE.

La cornée est sujette aux divers accidents que nous avons signalés pour la conjonctive; mais ils ont ici plus de gravité, en raison de l'importance de cet organe pour la vision. Les *contusions* de la cornée peuvent avoir des résultats extrêmement fâcheux : vers la fin d'un repas qui réunissait de joyeux convives, un jeune homme de notre connaissance, échauffé par de copieuses libations, voulut surprendre la dame qui était placée à son côté en approchant très près de son oreille une bouteille de Champagne prête à faire explosion ; le malheur voulut que cette personne se retournât au moment où le bouchon s'échappait, et elle le reçut dans l'œil gauche. Cette mauvaise plaisanterie eut pour triste résultat l'amaurose, c'est-à-dire la perte de la vue. Nous pourrions encore citer comme exemple un ancien professeur de l'Ecole de médecine qui, frappé dans l'œil par un bouchon échappé d'une bouteille d'eau de Seltz, perdit la vue. Mais un fait remarquable, en ce qu'il nous montre le danger de certains jeux, se trouve rapporté par plusieurs auteurs : un jeune homme entre dans une société d'amis; l'un d'eux lui bouche les yeux, lui disant de deviner qui il était ; il ne répond point; plus il se démène pour enlever les mains, plus l'autre presse avec force; débarrassé enfin, il s'est trouvé aveugle.

Les lésions par instruments *piquants* ont des résultats très-variables : tantôt les accidents sont presque nuls; tantôt, au contraire, ils sont extrêmement graves, car ils peuvent entraîner la perte de l'œil.

Les plaies de la cornée par instruments *tranchants* guérissent plus facilement qu'on ne le croirait au premier abord. Parmi les nombreux exemples que nous pourrions citer, nous choisirons le suivant, fourni par M. Velpeau : « un ressort tranchant était sauté dans l'œil d'un malade en se détendant, et avait incisé la cornée un peu obliquement de dehors en dedans dans presque toute l'étendue de son diamètre vertical. Une seule saignée et des lotions froides ont constitué tout le traitement. Il n'est survenu aucune inflammation, et la réunion des bords de la plaie était si complète au bout de huit jours que la vision n'en souffrait nullement, bien que la cicatrice passât di-

rectement sur la pupille. » Cependant les résultats ne sont pas à beaucoup près toujours aussi heureux.

Les moyens que nous avons indiqués pour remédier aux lésions de
la conjonctive s'appliquent parfaitement à celles de la cornée. Les
mêmes observations doivent être faites pour l'extraction des corps
étrangers. Tout ce qui peut contribuer à abattre l'inflammation doit
être employé dans ces divers cas. Telle fut la manière d'agir de
M. Bérard aîné, professeur de physiologie à la Faculté de Paris, lorsque, s'étant brûlé l'œil avec de l'eau bouillante, il fit usage de douches froides longtemps continuées qui le guérirent dans peu de jours.
Nous avons eu occasion d'indiquer ce moyen à un jeune homme qui
s'était mis dans les mêmes conditions. Le succès a été complet.

KÉRATITE.

La kératite, ou inflammation de la cornée, est une maladie extrêmement fréquente, et d'autant plus importante que toutes les affections
dont la cornée peut être le siége semblent être sous sa dépendance. Ses
caractères sont ceux de toutes les inflammations, et ils varient, par conséquent, selon le degré auquel la maladie est arrivée. L'un des plus
remarquables, surtout au début, c'est la perte de l'aspect brillant de
la cornée : tantôt, en effet, cette membrane se recouvre d'une espèce
de nuage qui intercepte les rayons lumineux, de manière que l'iris
est quelquefois caché en entier; tantôt ce sont de nombreuses taches
si petites, dans quelques cas, qu'on a pu les comparer à ces nébuleu-
ses connues en astronomie sous le nom de *voie lactée*; tantôt la moitié de la cornée est recouverte par une de ces taches ; tantôt elle est
recouverte en entier ou seulement sur ses bords. Si l'inflammation
est plus avancée, il peut y avoir quelques vésicules pleines de sang,
et, si elle fait de nouveaux progrès, au lieu de sang ce sera de la matière purulente. On comprend qu'à la suite de ces divers accidents la
membrane elle-même subisse des modifications : en effet, elle est le
siége d'un gonflement quelquefois considérable, et quand la maladie
existe depuis longtemps, la substance de la cornée finit par se ramol-
lir sur le point malade. Dans un grand nombre de cas, on aperçoit
autour de la cornée un cercle rouge, dû à l'inflammation des artères
qui nourrissent ces parties. Tout le cortége d'accidents qui accompagne ordinairement l'inflammation ne manque point à la kératite :

ainsi le malade accuse souvent de la douleur à la tempe et au front, il éprouve un sentiment de tension dans l'œil, ne voit les objets que comme au travers d'un nuage, souffre au contact de la lumière, et son état général annonce une fièvre plus ou moins intense. Nous n'avons pas parlé du larmoiement, symptôme constant dans toutes les inflammations des yeux.

La kératite peut se terminer d'une manière tellement heureuse que l'œil reprend ses fonctions dans toute leur intégrité ; mais le plus souvent elle se termine par l'une des affections que nous allons décrire à la suite de cet article.

Les causes qui peuvent amener la kératite sont nombreuses et variées : tantôt ce sont des coups, des plaies, des brûlures, etc.; tantôt l'exposition à un courant d'air froid ou humide sur la tête ou les yeux : « aussi, dit M. Velpeau, les malades en accusent-ils presque tous un coup d'air, un refroidissement subit, ou le contact de la pluie sur la face. Le refroidissement du front ou de la tempe est même la principale cause qui a été signalée. A ces causes j'ajouterai la préexistence de quelque autre maladie de l'œil ou des paupières. Il faut y joindre aussi l'insolation et la réverbération du soleil dans les pays chauds, l'espèce de cautérisation objective à laquelle sont si souvent exposés les forgerons, les serruriers, etc., enfin l'action immédiate du pus, de matières virulentes, ou de liquides malpropres, introduits entre les paupières. »

Le pronostic n'offre rien de grave dans la kératite légère ; c'est le contraire lorsque la maladie existe depuis longtemps, car la cornée ne reprend jamais sa transparence primitive.

Traitement. — Tous les moyens que nous avons indiqués contre l'inflammation de la conjonctive sont applicables au traitement de la kératite : pour éviter des répétitions inutiles nous renvoyons le lecteur à ce que nous avons dit sur ce sujet. Ajoutons seulement que dans un cas de kératite ancienne, déjà traitée inutilement par plusieurs médecins célèbres, nous avons obtenu les meilleurs résultats en prescrivant au malade de recevoir sur les paupières fermées des douches d'eau de mer. Nous pensons que l'eau froide salée offrirait les mêmes avantages.

TACHES.

Nous avons dit que la kératite se terminait souvent en donnant lieu à d'autres maladies. Les plus fréquentes sont les *taches* ou *taies* de la cornée, qu'on a divisées en trois variétés selon leur gravité. La plus légère a reçu le nom de *nuage* : elle est caractérisée par une tache blanchâtre, transparente, au travers de laquelle on distingue la couleur de l'iris et de la pupille comme si elle était légèrement obscurcie par une couche de vapeur. Cette tache est superficielle, et les vaisseaux artériels ou veineux communiquent à la partie de la conjonctive qui l'entoure une couleur plus rouge que dans le reste de son étendue. Le nuage n'empêche pas la vision ; mais il l'affaiblit et la trouble, car le malade voit les objets comme au travers d'un brouillard ; il lui semble, dans quelques cas, qu'une mouche voltige continuellement au devant de ses yeux.

Au second degré, la tache est placée plus profondément ; elle offre une épaisseur plus considérable. Sa couleur est d'un blanc nacré, son opacité est remarquable dans le centre de la tache (Pl. II, fig. 3). Ici nous n'apercevons plus la couleur de l'iris ni celle de la pupille, et si l'*albugo* (c'est le nom qu'on lui a donné) occupe une assez grande étendue, il peut empêcher les rayons lumineux de pénétrer dans l'œil et devenir, par conséquent, une cause de cécité. Quand il ne recouvre pas en entier la pupille, la vue n'est pas complétement perdue, et dans ce cas, le malade place instinctivement l'œil dans diverses positions selon la partie de la cornée qui est occupée par la tache. L'albugo n'est jamais accompagné de douleur ; il n'est inquiétant qu'en raison de la difformité et surtout de l'altération plus ou moins grande de la vue.

Il est un troisième degré de la maladie, dans lequel la tache est encore plus caractérisée : elle est dure, opaque, perlée, et justifie jusqu'à un certain point la comparaison qu'on a faite de son aspect avec la face interne des coquilles d'huîtres.

Les deux premiers degrés se développent presque toujours à la suite des inflammations de l'œil et plus particulièrement chez les personnes d'une constitution faible, chez celles que nous avons déjà indiquées comme ayant presque toujours les yeux malades. Le troisième degré arrive souvent à la suite du second, c'est la terminaison de la maladie par endurcissement de la tache ; mais il arrive quelquefois sans passer par les deux premiers degrés, et il est toujours alors le résultat d'une blessure ou d'un ulcère qui a intéressé la cornée.

Traitement. — Abandonnées à elles-mêmes, ces taches ne guérissent point ; elles tendent, au contraire, presque toujours à s'aggraver. Le nuage, surtout à son début, cède souvent à l'usage de collyres astringents et aromatiques, tels que ceux d'eau distillée de roses, de plantain, de fenouil, etc., auxquels on ajoute quelques gouttes d'une solution d'acétate de plomb, ou bien à l'emploi de la pommade dite de Janin. Si la maladie persiste malgré la médication dirigée contre elle, il faut que le médecin pratique une opération dont nous n'avons point à nous occuper ici. L'albugo est beaucoup plus grave sous le rapport du pronostic. On parvient à obtenir quelques guérisons lorsque la maladie est récente ; mais quand elle est ancienne, il est extrêmement difficile d'arriver à un résultat satisfaisant. Une foule de médicaments ont été dirigés contre l'albugo : les uns ont insufflé dans l'œil la poudre d'alun mêlée à neuf parties de sucre, la tuthie, le calomel, le nitrate de bismuth mêlé par parties égales avec le sucre réduit en poudre très-fine ; d'autres ont employé les astringents, la solution de nitrate d'argent, de sulfate de cuivre ; d'autres enfin ont prétendu que l'application de l'huile de noix sur ces taches suffisait pour la guérison, et ils ont donné en exemple les habitants des Pyrénées qui les traitent de cette manière. Boyer, que nous nous plaisons à citer souvent parce que nous admirons la sagesse de ses conseils, formule ainsi son opinion sur l'albugo : « Lorsqu'il commence à se former dans le cours d'une ophthalmie aiguë, il faut insister sur les remèdes qui peuvent abattre l'inflammation. Plus tard on emploie les topiques astringents et légèrement irritants. On parvient souvent ainsi à dissiper l'albugo dès son origine, surtout chez les jeunes gens et lorsque la tache n'a qu'une étendue et une opacité médiocres. Mais si ce premier moment favorable à la guérison de l'albugo est passé sans qu'on ait rien fait pour le détruire, il est rare qu'on parvienne ensuite à un heureux résultat. Cela est bien plus difficile encore lorsque les moyens convenables ont été employés sans succès. Néanmoins on a vu assez souvent, l'inflammation étant passée, le liquide qui forme la tache de la cornée disparaître spontanément. Les remèdes ont peu d'efficacité alors ; on ne doit pourtant pas en négliger l'emploi. Les topiques stimulants et légèrement âcres conviennent particulièrement. Ceux qui

ont été les plus avantageux sont : le fiel de bœuf, de brebis, de bro-
chet, de barbeau, la pommade de Janin, l'espèce de suie humide de
papier ou de vieux linge que l'on fait brûler entre deux assiettes, dé-
layée avec un peu de salive ; le collyre sec, fait avec l'iris, le sucre
candi, la myrrhe, deux grammes de chacun et soixante-quinze centigrammes de sulfate de zinc, réduits en poudre impalpable, que l'on
souffle dans l'œil au moyen d'un chalumeau de paille ou d'un tuyau
de plume à écrire, etc... Quel que soit le remède dont on fasse choix,
si l'œil en supporte l'action sans être trop irrité, il faut en continuer
l'usage avec toute l'exactitude possible, pendant trois ou quatre mois
consécutifs, avant de perdre tout espoir de succès et de déclarer le mal
incurable. » Nous ne conseillerons point au malade, comme nous l'a-
vons fait pour le cas du nuage, de réclamer une opération que quelques médecins pratiquent, nous le savons bien, mais dont les résultats
sont toujours nuls et souvent très fâcheux. Enfin le troisième degré
de la maladie, le leucoma est toujours incurable, malgré le traitement
le plus énergique.

ULCÉRATIONS.

Les ulcérations qui peuvent siéger sur la cornée sont très variables,
aussi les anciens médecins en avaient-ils décrit un grand nombre de
variétés. M. le professeur Velpeau admet encore aujourd'hui sept
espèces différentes. Sans doute, si l'on voulait compter minutieuse-
ment quelques légères différences, il faudrait partager ces opinions ;
mais, à l'exemple de Boyer, nous rejetterons comme inutiles ces sub-
tilités scientifiques et nous ne conserverons que deux variétés : les
ulcères superficiels et les ulcères profonds.

L'*ulcère superficiel* débute par une tache, une sorte de petit nuage
placé ordinairement au centre de la cornée. On n'aperçoit point
d'abord autre chose ; mais si on examine l'œil souvent et avec attention, on voit qu'il existe réellement une ulcération sur la cornée,
ulcération quelquefois tellement peu marquée qu'on est obligé de regarder l'œil de côté pour la distinguer. Abandonné à lui-même, cet
ulcère pourrait bien se cicatriser ; mais souvent il s'étend en lon-

gueur et en profondeur, de manière à passer au second degré que nous allons faire connaître.

L'ulcère profond succède à un abcès formé entre les lames de la cornée ou à l'ulcère superficiel. Quoi qu'il en soit, il se présente sous une forme arrondie, évasée, à circonférence irrégulière, quelquefois légèrement aplatie à l'extrémité de l'un de ses diamètres, pour prendre, comme l'a dit M. Velpeau, la configuration d'une larme dont la pointe se prolongerait du côté de la sclérotique (blanc de l'œil). Sa couleur est d'un brun cendré, tranchant assez bien sur le rouge vif de la conjonctive qui l'entoure ; sa surface est recouverte d'une humeur plus ou moins épaisse. Nous n'avons pas besoin de dire que la vision est compromise et que cette affection est accompagnée de tout le cortége des maladies inflammatoires : douleur vive au moindre mouvement de l'œil, impossibilité de soutenir le contact de la lumière, larmoiement abondant. Si on ne se hâte d'arrêter ses progrès, l'ulcère profond s'agrandit insensiblement, jusqu'à ce qu'enfin la cornée amincie se perfore et laisse écouler l'humeur aqueuse. Ces accidents en amènent de plus graves encore, car il y a presque toujours déplacement de l'iris, quelquefois même sortie du cristallin et du corps vitré, perte complète de la vue.

Les ulcères de la cornée sont dus souvent à des causes toutes mécaniques, comme des blessures ou des brûlures, des contusions qui ont déterminé des abcès ; ou bien la cause est inconnue, et on les a rapportés dans ce cas à ces vices particuliers de la constitution, soit dartreux, soit scrofuleux, qui prédisposent les malheureux malades à toutes sortes d'affections.

Traitement. — Si les accidents inflammatoires sont prononcés, on devra d'abord les combattre par une application de sangsues au-dessous de l'oreille, par des frictions répétées autour de l'orbite avec de l'onguent mercuriel auquel on aura ajouté une certaine quantité d'extrait de belladone. Lorsque, à l'aide de ces moyens, l'inflammation sera diminuée, on devra se contenter de cette amélioration, car la présence de l'ulcère irrite sans cesse les parties environnantes, et on perdrait un temps précieux, cette irritation disparaissant toujours avec la cause qui l'entretient. C'est donc l'ulcère qu'il faut attaquer. Lorsqu'il est récent et superficiel, on en vient ordinairement à bout en faisant usage de collyres résolutifs, celui de nitrate d'argent, par exemple. La dose serait de 10 à 15 centigrammes de cette substance pour 30 grammes d'eau de roses. Si l'ulcère résistait, ce serait une preuve que le collyre est trop faible, et on pourrait élever la dose de nitrate d'argent jusqu'à un gramme pour la même quantité d'eau ; mais ce liquide possédant des propriétés actives, nous recommandons la plus grande prudence dans son emploi. On devra le porter sur l'ulcération au moyen d'un pinceau bien doux, en prenant une petite quantité à la fois, de manière à ce que le liquide ne se répande pas sur toute la surface de l'œil.

Lorsque les ulcères sont profonds, il faut agir plus activement, et c'est au nitrate d'argent fondu et taillé en pointe d'une manière convenable qu'il faut avoir recours. Il est bien entendu que nous raisonnons dans l'hypothèse où on serait privé des secours du médecin; car ces opérations, quoique fort simples, exigent de l'expérience et une certaine habileté. Le malade étant assis ou placé dans son lit, une personne lui fixe la tête et, appuyant une main sur son front, relève la paupière supérieure; l'opérateur porte un doigt sur la paupière inférieure et comprime l'œil de manière à empêcher ses mouvements. Alors il s'empresse de toucher l'ulcération avec le nitrate d'argent. La douleur assez vive qui suit cette cautérisation porte le malade à fermer convulsivement les paupières ; aussi doit-on prendre les précautions nécessaires pour empêcher ce mouvement jusqu'à ce qu'on ait lavé l'œil avec de l'eau fraîche, qui a le double avantage de calmer promptement la douleur et d'entraîner les petites particules de nitrate d'argent restées à la surface de la conjonctive. A la suite de cette cautérisation, l'ulcère se recouvre d'une pellicule blanchâtre qui se détache du troisième au quatrième jour. Si la maladie n'est pas complétement guérie, on recommence la même opération, et il est rare que l'ulcère réclame une troisième fois l'emploi de ce moyen. On reconnaît que la guérison s'opère lorsque l'ulcération perd sa couleur grisâtre pour prendre une teinte rosée, qui annonce toujours la période de réparation. Dans ce cas, il faudrait bien se garder de recourir de nouveau à la cautérisation ; mais les collyres indiqués ci-dessus pourraient être fort utiles.

Si la maladie existait chez des personnes âgées ou d'une constitution faible, on devrait, tout en remplissant les indications que nous venons de donner, les soumettre à un régime fortifiant, afin que la nature pût ajouter son action réparatrice à celle des médicaments.

MALADIES DE L'IRIS.

Nous avons omis à dessein plusieurs affections de la cornée qu'il est impossible de traiter sans le secours du médecin, et continuant à suivre cette marche, il nous restera peu de choses à dire sur les maladies de l'iris. Ainsi nous n'aurons point à nous occuper de son déplacement, de son décollement, de l'absence de la pupille, soit congénitale, soit accidentelle, car ces divers cas ne peuvent être guéris qu'après une opération. Il ne sera question ici que de l'inflammation de l'iris ou *iritis*, puis du resserrement et de la dilatation de la pupille.

IRITIS.

A l'exemple de M. le professeur Velpeau, nous repousserons les raisons spécieuses qui avaient porté les auteurs à admettre une foule de variétés d'iritis, et nous n'en décrirons ici que deux : l'*iritis aiguë* et l'*iritis chronique*. Mais nous reconnaissons, avec la presque totalité des médecins, qu'il existe une iritis produite par une cause spéciale, l'infection syphilitique, et nous renvoyons au *Traité des maladies vénériennes*, où cette affection est décrite avec tous les développements nécessaires (1).

Le malade atteint d'*iritis aiguë* éprouve dans l'œil une violente douleur qui se propage dans les parties environnantes. Si on cherche à examiner l'œil, ce qui est souvent presque impossible, à cause de l'impression pénible occasionnée par le contact de la lumière, on voit la pupille fortement contractée, déformée même. L'iris est immobile, sa couleur est modifiée de diverses manières selon la teinte primitive : ainsi les iris bleus ou gris deviennent verts, ceux qui étaient bruns deviennent roux. L'inflammation développe sur la conjonctive une foule de petits vaisseaux sanguins qui lui communiquent une couleur

---

(1) *Traité complet des maladies vénériennes*, par le Dr CROSILHES, avec planches gravées sur acier et coloriées avec soin, représentant tous les symptômes de ces affections; un vol. in-8°. A Paris, chez MOQUET, Cour de Rohan, 3, passage du Commerce, et chez l'AUTEUR, rue St-Nicolas d'Antin, 9.

rouge, et il y a cela de particulier que cette coloration s'arrête à une petite distance de la cornée, de manière à former un cercle blanc sur sa circonférence. Si l'inflammation est considérable, la sclérotique et la conjonctive sont extrêmement rouges, l'iris lui-même se recouvre de petits points sanguins, il se boursoufle, et se projetant en avant, il empêche souvent la vision. Les douleurs qu'éprouve le malade sont augmentées en raison de l'inflammation ; elles sont parfois assez vives pour occasionner de cruelles insomnies et même du délire.

L'*iritis chronique* peut succéder à l'iritis aiguë ou se développer primitivement d'une manière tellement sourde que le malade ne s'en aperçoive pas de longtemps lorsqu'un seul de ses yeux est affecté. Dans ces deux cas, bien que l'œil ne soit pas précisément enflammé (il est entendu que l'inflammation caractéristique de l'iritis aiguë a disparu, puisque la maladie est devenue chronique) on s'aperçoit qu'il n'est plus dans son état naturel, : si on l'examine à une lumière un peu vive, en ouvrant largement les paupières, le malade accuse une grande sensibilité, l'œil rougit au bout d'un temps très court, il y a même un peu de larmoiement. La vue est plus ou moins troublée : tous les corps apparaissent entourés d'un nuage ; et de petits filaments semblables aux toiles d'araignées, ou des particules de poussière semblent voltiger au-devant d'eux. Si, après avoir éclairé vivement l'œil, on le place dans l'obscurité, on remarque que la pupille ne s'agrandit pas comme dans l'état naturel, qu'elle est plus ou moins déformée, et que ses bords, au lieu d'être unis comme auparavant, sont recouverts de petites végétations floconneuses (Pl. III, 1). En même temps que le malade se plaint de l'affaiblissement de sa vue, il éprouve des douleurs sourdes dans l'orbite et dans la tête, douleurs qui semblent tenir à une inflammation des parties profondes de l'œil.

L'iritis peut se terminer de diverses manières : dans les cas les plus heureux, elle disparaît sans que la vision soit notablement altérée ; la pupille elle-même conserve presque sa forme naturelle, quoiqu'il y ait un peu de diminution dans ses mouvements alternatifs de dilatation et de resserrement. Mais l'iris conserve sa couleur accidentelle, et le malade doit se résigner à porter le plus souvent pendant toute sa vie cette dernière trace de l'affection. Dans des cas moins favorables, tantôt la pupille est considérablement rétrécie, ou même déplacée ; tantôt l'iris contracte des adhérences en arrière avec le cristallin, en avant avec la cornée (V. Description de l'œil, p. 9) et gêne considérablement la vision, l'empêche même quelquefois d'une manière complète ; tantôt il se forme sur l'iris de petits abcès qui se vident dans les deux chambres ; tantôt enfin l'inflammation, se propageant à toute l'étendue de l'œil, est suivie d'accidents tellement graves qu'ils entraînent la perte complète de cet organe. Ces cas divers nécessitent l'intervention du médecin, et nous ne devons que les signaler ici.

Traitement. — L'iritis, produite par toutes les causes que nous avons vues présider aux maladies inflammatoires, doit, comme ces dernières, être traitée par des moyens actifs : ainsi, l'application répétée de 10 ou 12 sangsues au-dessous de l'oreille, les purgatifs, la diète et les boissons rafraîchissantes doivent être employés dès le début. On fera bien de recourir aussi à des frictions fréquentes autour des paupières avec l'onguent napolitain. Nous n'avons eu qu'à nous louer dans plusieurs cas de la prescription, conseillée par M. le professeur Velpeau, d'un vésicatoire large de deux centimètres, appliqué sur le front, au-dessus de l'œil malade, et tout près de la racine des cheveux. En même temps nous faisions couler matin et soir sur les yeux malades quelques gouttes d'un collyre au nitrate d'argent. Mais un remède, on peut le dire, héroïque, c'est l'emploi du calomel. On commence par prendre dans la journée trois doses de un décigramme chaque, enveloppées dans un morceau de pain ou de confiture, et on peut aller sans inconvénient jusqu'à six doses pareilles dans la journée. Sous l'influence de cette médication, la bouche prend un aspect particulier : les gencives se gonflent, les glandes salivaires, fortement influencées, fournissent une quantité considérable de salive, il y a en un mot cette affection connue en médecine sous le nom de *salivation*, et que nous décrirons plus tard. Dès que cette révulsion a lieu, les symptômes de l'iritis cessent, dans la plupart des cas, comme par enchantement. Alors on suspend l'emploi du calomel et on remplace le collyre au nitrate d'argent par un autre ainsi composé : eau de roses, 125 grammes, extrait de belladone 5 décigram., laudanum de Sydenham 1 gram. Puisque le calomel, comme nous venons de le voir, n'agit favorablement sur l'iritis qu'à la condition de provoquer un accident qui, dans certains cas, peut offrir quelques dangers, nous engageons fortement nos lecteurs à s'en rapporter pour ce mode de traitement à l'expérience d'un médecin. Nous devions cependant le signaler ici, parce que nous raisonnons toujours dans l'hypothèse où on serait privé des secours d'un homme de l'art. Du reste, cet accident est le plus souvent fort léger et cède parfaitement soit à des frictions dans l'intérieur de la bouche avec l'alun en poudre, soit à l'usage d'un gargarisme alumineux.

RÉTRÉCISSEMENT, DILATATION DE LA PUPILLE.

Nous avons vu que l'iris était un voile mobile et que, par suite de ses mouvements, l'ouverture de la pupille se trouvait alternativement rétrécie ou dilatée. La persistance de l'un de ces deux états constitue une maladie, car ils s'accompagnent toujours d'une altération plus ou moins marquée de la vue, qui peut aller jusqu'à la cécité. Le resserrement de la pupille a souvent lieu sous l'influence de pressions, de coups portés sur l'œil, ou de causes inhérentes à la constitution individuelle; dans quelques cas, cette altération accompagne ou précède d'autres maladies de l'œil, ou survient par suite de la suppression d'une dartre ou d'un écoulement de sang. Certains individus en sont affectés au moment de la naissance. Elle occupe presque toujours les deux yeux à la fois.

L'élargissement permanent de la pupille, connu sous le nom de *mydriase*, est souvent dû, chose extraordinaire, à la plupart des causes qui occasionnent le rétrécissement. Comme celui-ci il est souvent le symptôme d'une autre maladie. Arrivant quelquefois subitement, il peut se développer d'une manière insensible, et atteindre un assez grand diamètre pour que l'iris semble disparaître presque en entier ou du moins ne forme qu'un petit cercle autour de la cornée transparente. Les préparations narcotiques, celles de belladone, de jusquiame, etc., ont la propriété de déterminer une dilatation momentanée de la pupille, qui persiste plus ou moins selon la quantité dont on a fait usage. Il est extrêmement facile de reconnaître cette affection, en exposant le malade alternativement à la lumière et à l'obscurité : dans ces cas la pupille conservera son immobilité. Bien que sa couleur noire ne change pas, si on l'examine avec attention, on voit quel-

quefois que la teinte est voilée par un léger nuage. L'œil, semblable
à ceux des oiseaux de nuit, est ébloui par une forte lumière, et, de
même que ces derniers, le malade s'habitue à distinguer les objets
dans une demi-obscurité; il voit parfaitement dans des lieux peu
éclairés, où les yeux ordinaires seraient tout à fait impuissants. Les
exemples de ce genre sont assez fréquents pour que nous nous dis-
pensions d'en rapporter quelques uns dont nous avons été témoin.
Les détails dans lesquels nous sommes entré sont plus que suffisants
pour faire reconnaître la maladie.

La dilatation de la pupille (mydriase) est une fâcheuse maladie
qui se termine souvent par l'amaurose (perte de la vue). Dans quelques cas elle reste pendant fort longtemps dans le même état; dans
d'autres, elle disparaît bientôt sans laisser de traces. Boyer dit qu'on
l'observe chez les individus qui sont épuisés par les plaisirs de l'amour
ou par la masturbation.

Traitement. — Ces deux affections, rétrécissement et dilatation
de la pupille, sont difficiles à guérir. Dans leur traitement on doit
avoir égard au tempérament du malade. S'il est fort et sanguin, on
agit par une ou plusieurs applications de sangsues à l'anus, par des
vomitifs et des purgatifs répétés; si on a lieu d'attribuer la maladie à
la suppression d'un écoulement habituel de sang ou d'humeur, il faut
chercher à suppléer à cet accident par l'application de sangsues ou
d'un vésicatoire. Le rétrécissement de la pupille est-il dû à une cause
qu'on ne peut expliquer, on doit alors employer l'extrait de belladone en frictions autour des paupières, et ce moyen si simple, con-
tinué pendant quelques jours, suffit bien souvent pour obtenir d'heureux résultats. Mais souvent aussi tous les remèdes sont insuffisants, et,
lorsque la pupille est rétrécie au point d'empêcher presque complétement la vision, on n'a d'autre ressource qu'une opération chirur-
gicale. La dilatation permanente de la pupille offre aussi de grandes
difficultés dans son traitement, surtout quand elle existe depuis longtemps. Dans tous les cas il faut chercher à connaître les causes qui
lui ont donné naissance et les combattre avant tout. L'application de
sangsues aux tempes, d'un vésicatoire à la nuque, l'administration
de purgatifs et de vomitifs sont encore les moyens le plus employés.
Du reste, on pourrait diriger contre la dilatation de la pupille les mé-
dications que nous indiquerons bientôt pour le traitement de l'amaurose, dont elle n'est souvent qu'un symptôme.

MALADIES DU CRISTALLIN.

Le cristallin et la membrane qui l'enveloppe sont sujets à plusieurs maladies dont nous ne devrions point parler ici si nous ne considérions que les résultats ; mais il en est une si fréquente et pourtant si peu connue, que nous ne pouvons nous empêcher d'en parler avec quelques détails. Nous le devons d'autant plus, que s'il ne nous est pas permis d'indiquer à nos lecteurs des moyens à leur portée pour le traitement de cette maladie, nous pourrons leur tracer la marche hygiénique qu'ils doivent suivre afin de l'éviter, ou au moins de retarder autant que possible ses progrès. L'affection dont nous allons parler est connue sous le nom de *cataracte.*

Les anciens l'attribuaient à une humeur ou une membrane tombée sur les yeux, parce que le cristallin, son enveloppe, ou l'humeur qu'elle renferme, quelquefois l'un d'eux en particulier, quelquefois tous ensemble, changent d'aspect, deviennent opaques et empêchent les rayons lumineux d'arriver sur la rétine. De là obscurcissement de la vue, gêne de plus en plus considérable, enfin anéantissement complet. Nous nous garderons bien de décrire ici les variétés de cataracte admis par certains auteurs, variétés tellement multipliées que leur nombre a été porté au delà de cinquante. Nos lecteurs seraient trop vite égarés dans ce dédale pour que nous cherchions à les y introduire. Ils auront d'ailleurs une idée assez nette de la cataracte en s'en tenant à la définition que nous avons donnée.

« Lorsque la maladie commence à se former, dit Boyer, tantôt la vue baisse lentement et progressivement, ce qui paraît résulter de l'obscurcissement uniforme de tout le cristallin ; tantôt le malade croit voir voltiger dans l'air des flocons de laine, de la poussière, des toiles d'araignée, illusions qui sont probablement dues à l'opacité partielle ou du moins inégale du cristallin. Dans ce dernier cas, les malades s'aperçoivent de la lésion de l'organe de la vue dès le début de la maladie ; dans le premier, au contraire, si la cataracte n'occupe qu'un œil, elle peut durer longtemps sans que les personnes qui en sont affectées en aient le moindre soupçon. Quelquefois elles croient avoir un œil plus faible que l'autre ; mais le plus souvent elles ne reconnaissent le changement survenu dans l'œil malade que quand elles s'avisent de fermer l'œil sain et de regarder quelque objet avec

l'autre. Au surplus, soit que le malade éprouve un simple obscurcissement dans la vue, ou qu'il soit tourmenté par des *imaginations*,
l'un ou l'autre de ces symptômes augmente graduellement, sans in-
termission, et gêne de plus en plus l'exercice de la vue. L'espèce
de brouillard à travers lequel les objets sont aperçus devient plus
épais, et les malades finissent par n'être plus en état de marcher sans
guide. La cécité n'est jamais portée à un point assez considérable pour
ôter la faculté de distinguer la lumière des ténèbres. » Cette description, claire et concise, indique d'une manière parfaite la marche de
la cataracte dans toutes ses périodes. Mais tous les symptômes que
nous venons de signaler ne se rencontrent pas toujours, et quelquefois il s'y joint des douleurs de tête, du larmoiement, et un clignotement involontaire. On a remarqué aussi que la pupille était extrêmement mobile dans les yeux affectés de cataracte.

La marche de cette maladie est ordinairement fort lente : elle met
un certain nombre d'années à atteindre son état complet. Bornée
souvent à un œil, elle atteint quelquefois l'autre avant d'être complète au premier, ou bien elle existe en même temps sur les deux
yeux à la fois, au même degré ou à des degrés inégaux. Mais dans
quelques cas, très rares à la vérité, sa marche est extrêmement rapide : on l'a vue survenir dans l'espace de quelques jours, et même
subitement, pour ainsi dire.

La cataracte est toujours très facile à reconnaître : la pupille, noire
dans son état naturel, prend une couleur blanche d'une teinte plus ou
moins tranchée (Pl. III, 2), jaunâtre le plus souvent chez les vieillards,
qui empêche de la confondre avec d'autres maladies de l'œil. Nous
devons dire pourtant qu'une taie de la cornée pourrait bien être prise
pour une cataracte, si on examinait l'œil avec peu d'attention ; on
évitera parfaitement cette erreur en se plaçant sur le côté du malade,
de manière à ne regarder que la cornée. La tache qui existe sur cette
membrane deviendra alors manifeste et décidera la question, à moins
que les deux maladies n'existent en même temps. Ajoutons aussi
que, dans des cas extrêmement rares, le cristallin prend une couleur noire : il est alors fort difficile de distinguer la cataracte de
l'amaurose.

La cataracte attaque indistinctement les hommes et les femmes ;
très rare chez les enfants et les adultes, on la voit au contraire fort
souvent chez les vieillards. Les causes qui la produisent ne sont

pas parfaitement bien connues : on a remarqué sa fréquence chez les personnes exposées par leur profession à l'action vive et constante de la lumière ou de la chaleur : ainsi les forgerons, les fondeurs, les horlogers, les cuisiniers, les cultivateurs , etc. Parmi les nombreux exemples, nous pourrions citer celui d'un plâtrier qui, étant entré dans un four encore chaud, en ressortit avec les yeux cataractés. « Un conducteur de voitures publiques s'étant obstiné un jour à regarder fixement le soleil, un de ses yeux s'affaiblit rapidement, et quelques jours plus tard, il ne pouvait plus que distinguer la lumière des ténèbres ; il était cataracté » (Maunoir). Mais s'il est incontestable que la grande chaleur occasionne souvent la cataracte, il n'est pas moins certain que le froid a une action tout à fait identique, et même beaucoup plus prononcée, si l'on compare les rapports de fréquence de la cataracte dans le nord et dans le midi. D'après les écrits publiés sur ce sujet, le nombre de ces affections serait vingt fois plus grand dans le nord. Les coups, les violences, les compressions qui agissent sur l'œil, les blessures de cet organe sont rangés avec juste raison au nombre des causes de la cataracte. « J'ai vu, dit M. Velpeau, un jeune homme qui , marchant dans un bois taillis, fut frappé à l'œil par une petite branche, d'abord déplacée au devant de lui, et qui, par suite de son élasticité, revint sur cet œil avec une certaine force : il en résulta une cataracte. » Le même auteur dit avoir donné des soins à une demoiselle qui avait une cataracte survenue à la suite d'un coup de pointe de ciseaux, à une autre, blessée par la pointe d'un clou. J'ai connu un individu qui fut pris de cataracte après avoir reçu , à la chasse, des grains de plomb au visage, dont l'un avait pénétré dans l'œil. Une autre cause, qui paraît plus fréquente qu'on ne pourrait le croire au premier abord , c'est l'hérédité. Dupuytren citait dans ses leçons une famille entière, dont tous les membres, sans cause connue, avaient été frappés de cataracte et opérés par lui. M. le professeur Roux a pratiqué l'opération chez trois frères dont le père, le grand-père et un autre frère avaient eu la cataracte. Enfin la vieillesse est sans contredit une cause prédisposante.

Le pronostic de la cataracte n'est jamais bien favorable : à la vérité, dans quelques cas rares elle a disparu même sans traitement ; mais presque toujours il est indispensable d'arriver à une opération, si on ne veut pas faire le sacrifice de la vue. Lorsque , comme cela arrive quelquefois, la cataracte se complique d'amaurose , on ne doit pas songer à l'opération, qui deviendrait complétement inutile, quand même elle serait suivie du plus heureux résultat. Nous indiquerons, dans l'article sur l'amaurose, les signes à l'aide desquels on peut reconnaître cette complication.

Traitement. — Nous venons de dire que la cataracte exigeait presque toujours une opération : nous n'avons point à nous expliquer sur ce mode de traitement qui se rapporte à la cataracte dans son état de maturité, et nous n'avons pour but que de donner des conseils dont l'exécution pourra être de quelque utilité dans le début de la maladie. Dès qu'on éprouvera les symptômes que nous avons indiqués comme se manifestant les premiers, l'obscurcissement de la vue, l'apparition de petits corps voltigeants, etc., on devra s'empresser de faire usage de lunettes à verres bleus très convexes, garnies sur les côtés et sur la partie supérieure avec du taffetas de la même couleur. Cette disposition garantit l'œil de l'impresion fâcheuse que lui communiqueraient les rayons lumineux, et, jointe à l'action des verres qui grossissent les objets, allége beaucoup les fatigues de la vue. En même temps, des purgatifs répétés seront administrés, et pour peu qu'on attribue à l'inflammation l'opacité commençante du cristallin, il faudra avoir recours, surtout chez les personnes d'une forte constitution, à une ou plusieurs applications de sangsues à l'anus. Sous l'influence de ce traitement si simple, nous avons vu disparaître des cataractes commençantes, une entre autres, que nous avons été appelé à traiter chez un charpentier dont l'œil avait été frappé par un éclat de bois. L'examen des parties nous ayant fait attribuer à l'inflammation l'opacité qui se formait sur le cristallin, nous avons eu recours sans hésiter au traitement révulsif et anti-inflammatoire. La maladie s'est arrêtée dans sa marche, et elle a été en diminuant insensiblement jusqu'à sa complète disparition.

Il faudrait pourtant bien se garder de croire que la cataracte sera fréquemment arrêtée par ces moyens ; nous dirons au contraire que dans la plupart des cas, après avoir épuisé tous les médicaments, il faut en venir à l'opération. Mais il suffisait qu'on eût signalé des exemples de guérison pour que nous dussions indiquer le mode de traitement et les circonstances particulières dans lesquelles il réussit. Nous avons dit que la cataracte ne suivait pas une marche régulière, que tantôt elle survenait très rapidement, tantôt sa durée était extrêmement longue : eh bien, lorsque l'opacité est bornée au centre du cristallin, le malade peut, sous l'influence de certains médicaments narcotiques, de la belladone en particulier, recouvrer la vue d'une manière imparfaite à la vérité, mais enfin il aperçoit et distingue convenablement les objets qui l'environnent. Ce moyen, dont le résultat comble de joie les malades et leur fait croire à une guérison prochaine, n'agit en rien sur la cataracte; mais les narcotiques ayant la propriété de dilater la pupille, les rayons lumineux, interceptés par l'opacité du cristallin, peuvent, à la suite de cette dilatation, arriver au fond de l'œil. On comprend de cette manière le mécanisme de la vision sans que la cataracte soit en rien modifiée; et cela est si vrai que, dès l'instant où le malade cesse l'emploi des narcotiques, il retombe dans son état primitif. Ces médicaments ne guérissent donc point la maladie; mais leur emploi peut rendre de grands services dans les circonstances que nous avons eu soin de spécialiser. Nous insistons sur ce point, afin qu'on comprenne bien nos paroles et qu'on ne dénature pas l'expression de notre pensée. Terminons cet article en adoptant l'opinion du célèbre Dupuytren : « L'art possède peu de moyens, soit pour arrêter la marche de cette affection, soit pour la guérir ; mais, en revanche, le nombre des charlatans qui prétendent avoir contre elle un secret est immense. Quand la cataracte a atteint toute son extension, et qu'elle est mûre, comme on le dit, ce serait une absurdité de chercher à rétablir la vue autrement que par l'opération. »

MALADIES DE LA RÉTINE.

Sans nous arrêter aux lésions des diverses parties de l'œil qui n'ont rien de spécial, ou qui ne nous offriraient aucun intérêt à cause de leur incurabilité, nous passons à la description de maladies extrêmement remarquables sous tous les rapports. La rétine, avons-nous dit en décrivant l'œil, est formée par l'épanouissement du nerf optique, et pour que la vision s'opère, il faut que les rayons lumineux viennent tomber sur quelqu'une de ses parties : or, on comprend que la plus légère altération de cette membrane suffise pour produire des phénomènes extrêmement variés dans l'acte de la vision. C'est ce qui arrive, en effet, comme nous allons le démontrer.

HÉMÉRALOPIE.

(Vue de jour, cécité de nuit).

Le nom d'*héméralopie*, formé de deux mots grecs qui signifient *vision de jour*, a été donné à une singulière affection dans laquelle le malade perd la faculté de voir pendant la nuit et la recouvre sitôt que le jour renaît. Tant que le soleil est sur l'horizon, il n'y a aucun symptôme de maladie ; mais dès que cet astre disparaît, les premiers symptômes se manifestent par quelques étourdissements, des maux de tête, du larmoiement ; les yeux se couvrent insensiblement d'un nuage, jusqu'à ce qu'enfin la vue soit abolie. Quelquefois ce changement est produit d'une manière instantanée, et le malade perd subitement la vue tous les soirs pour la recouvrer de même tous les matins.

Comme toutes les affections, l'héméralopie a des degrés : en général lorsqu'elle débute, on peut encore distinguer les objets pendant un certain temps après le coucher du soleil, et même pendant la nuit lorsqu'ils sont éclairés par une vive lumière ; mais à mesure que la maladie fait des progrès, la faculté de voir pendant la nuit diminue, jusqu'à ce qu'enfin elle soit perdue complétement. A cette époque, les yeux deviennent insensibles à la lumière artificielle la plus intense que nous puissions produire ; mais ils reprennent leurs fonctions sous l'influence des rayons du soleil, influence dont nous ne pouvons expliquer le mode d'action, mais qui n'agit pas moins d'une manière certaine. « Une chose bien remarquable, dit Boyer, c'est que les héméralopes voient distinctement pendant le jour lorsque le soleil est sur l'horizon ; tandis qu'après le coucher de cet astre, quelque vive que soit encore la lumière qu'il répand, ils n'aperçoivent les objets que très confusément. Enfin, plusieurs discernent, par un temps nébuleux, le moment où le soleil se couche, quoique cet instant soit absolument inappréciable pour les autres hommes. »

Au nombre des causes qui peuvent produire l'héméralopie, on trouve l'habitation dans des lieux froids et humides, l'exposition à des vapeurs marécageuses, à l'air frais du matin ou du soir, à une lumière très vive, enfin tout ce qui peut donner lieu à l'amaurose. Quelques auteurs ont prétendu que cette maladie pouvait être trans-

mise par hérédité. Un fait bien certain, c'est qu'elle règne épidémi-
quement dans certains pays qui réunissent les conditions indiquées
plus haut. On lit dans les *Mémoires de la Société royale de médecine* qu'au village de Saint-Martin, près de la Roche-Guyon, elle sé-
vissait sur une partie des habitants, tous les ans au mois de mars,
pour disparaître vers juillet ou août.

L'héméralopie proprement dite n'est point une maladie grave ; elle
guérit assez facilement et dans un espace de temps quelquefois assez
court, mais elle a une tendance extrême à récidiver. Quand elle dure
depuis longtemps et qu'on n'a rien fait pour s'opposer à ses progrès,
la vue, complétement éteinte pendant la nuit, ne reprend plus toute
sa force pendant le jour, les yeux deviennent sensibles à l'action de
la lumière, et ils peuvent s'affaiblir au point de perdre insensiblement
leurs facultés visuelles. C'est ce qui avait fait dire à certains auteurs
que l'héméralopie n'était qu'un degré de l'amaurose. Heureusement
cette terminaison est fort rare. Ajoutons que, dans cette affection,
l'œil n'éprouve aucun changement ni dans sa forme ni dans son aspect,
et qu'il serait bien difficile de reconnaître la maladie, si elle ne se ré-
vélait par des symptômes sur lesquels il est impossible de se tromper.

Traitement. — L'héméralopie doit être traitée fort activement
dès son début, et c'est aux purgatifs et aux vomitifs qu'on doit avoir
recours. On commencera par prendre, tous les deux jours, pendant
une semaine, 5 centigrammes (un grain), matin et soir, de tartre
stibié dissous dans du petit-lait, ou même de l'eau ordinaire tiède.
Dès que le vomissement a eu lieu, le malade prend une forte prise de
tisane sudorifique, faite par la décoction de gaïac ou de salsepareille.
Un vésicatoire, grand comme une pièce de cinq francs, sera placé
entre l'angle externe de l'œil et l'oreille, ou, si le malade craint cette
application dans un endroit exposé à la vue, on pourra la faire sur la
nuque. Dans les cas légers, le vésicatoire suffit souvent pour amener
la guérison, et nous conseillons aux personnes qui sont extrêmement
impressionnées par les efforts du vomissement, de s'en tenir d'abord
au vésicatoire seul, quittes à mettre en usage plus tard les médicaments vomitifs, si le besoin s'en faisait sentir. Du reste, il ne faudrait
pas se décourager parce qu'une ou plusieurs applications de vésicatoire n'auraient amené aucun changement favorable ; il y a des cas
extrêmement tenaces qui exigent un certain temps, et nous en avons
vu qui n'ont cédé qu'à la dixième application. Il est bien entendu

que, dans ce cas, on faisait sécher les vésicatoires sans les entretenir ;
mais nous conseillons, lorsqu'on verra que la maladie offre cette résistance, d'entretenir la suppuration du vésicatoire, à l'aide des pommades épispastiques que tout le monde connaît fort bien. Les purgatifs employés en même temps sont évidemment d'une efficacité
incontestable.

NYCTALOPIE.
(Vue de nuit, cécité de jour).

Nous venons de décrire une maladie dans laquelle la vue était abolie pendant la nuit, celle dont nous allons parler produit des effets
complétement opposés, car la faculté de voir cesse au lever du soleil,
pour reprendre lorsque cet astre a quitté l'horizon. La lumière du
jour agit sur l'œil du malade avec une telle intensité qu'il lui est impossible d'entr'ouvrir les paupières sans éprouver une espèce d'é-
blouissement ; et comme les rayons lumineux pénètrent toujours
dans l'œil malgré son occlusion, les nyctalopes sont dans une anxiété
extrême jusqu'au moment où ils peuvent se plonger dans l'obscurité.
Presque toujours il existe en même temps des douleurs de tête. Mais
sitôt que le jour baisse et disparaît, ces symptômes cessent, et le malade recouvre la faculté de voir. Une circonstance très remarquable,
c'est que certains individus supportent parfaitement l'éclat de la lumière artificielle, tandis qu'ils se trouvent incommodés par le moindre
rayon du jour. Enfin dans quelques cas, qu'on a regardés comme une
variété de nyctalopie, les malades conservent la faculté de voir pendant le jour ; mais, dès que la nuit arrive, cette faculté prend un développement extraordinaire, et leur permet de continuer leurs travaux, de lire même et d'écrire dans les ténèbres les plus profondes.
Les annales de la science nous ont transmis assez d'exemples de ce
cas, même chez des personnages marquants. La tradition des histo-
riens latins nous apprend que l'empereur Tibère se trouvait dans ces
conditions ; et, à une époque plus rapprochée de nous, cette faculté
était transmise héréditairement, au dire de Boyer, dans la famille de
Scaliger. Mais cet état, quand il n'offre pas d'autres symptômes, ne

peut pas être regardé comme une maladie ; il est peu de personnes qui, à ce compte, ne voulussent être nyctalopes.

La nyctalopie est une affection assez rare, et elle attaque toujours les deux yeux à la fois. Les personnes d'un certain âge y sont moins exposées que les jeunes gens et les enfants. On ne connaît pas parfaitement les causes qui lui donnent naissance : elle a été attribuée dans certains cas à des travaux et des veilles excessifs, à des excès de boissons alcooliques ; dans d'autres au séjour prolongé dans un lieu fort obscur, un cachot par exemple. Et à ce propos, on a cité bien des exemples de prisonniers qui, enfermés pendant longtemps dans des cachots où la lumière ne pénétrait jamais, avaient acquis la faculté de distinguer parfaitement les objets qui les environnaient. La pupille de leurs yeux s'était dilatée au point que lorsqu'on les rendit à la liberté, ils ne purent supporter l'éclat du jour qu'après s'y être accoutumés peu à peu ; ils présentaient toutes les conditions de la nyctalopie. Le pronostic de cette maladie n'est pas très grave, à moins qu'elle ne dure depuis longtemps ; dans ce cas elle pourrait devenir incurable.

Traitement. — Répétons ici ce que nous avons déjà dit tant de fois : pour guérir une maladie, il faut d'abord détruire ou modifier les causes qui l'ont produite. Aussi devra-t-on s'attacher immédiatement à reconnaître celles-ci, afin de se soustraire à leur action. Cette conduite sage suffit souvent pour arrêter la maladie, et la guérir même, quand elle n'est pas trop avancée. Si les yeux portent des traces d'inflammation, caractérisée par de la douleur et de la rougeur, et si surtout cet état se prolonge après le coucher du soleil, il faut se hâter de faire une application de sangsues. Dans la journée on prendra plusieurs bains de pieds très chauds, dont on augmentera l'action en ajoutant un peu de farine de moutarde, ou, selon l'usage vulgaire, une certaine quantité de cendres de bois et une poignée de sel ou quelques cuillerées de vinaigre. Sur l'œil on maintiendra des compresses trempées dans une dissolution d'acétate de plomb (eau blanche) ou même dans de l'eau pure froide. Enfin tous les moyens dirigés contre l'inflammation en général seront suivis d'un résultat heureux. Si, au contraire, la maladie se présente dans toute sa simplicité, un vésicatoire sera d'abord appliqué à la nuque, puis on devra recourir aux vomitifs et aux purgatifs, employés alternativement. Pour boisson on donnera la préférence aux tisanes faites avec le tilleul, la valériane ou le coquelicot. Les autres moyens de traitement doivent être réservés au médecin.

DIPLOPIE.

(Vue double.)

Cette affection est caractérisée par un singulier phénomène : le malade voit tous les objets doubles, et cependant, si on examine les yeux, on ne les trouve en rien altérés, ni dans leur direction, ni dans leur forme, ni dans leur structure. Tantôt la diplopie s'annonce par des douleurs dans la tête et dans l'œil, tantôt elle survient subitement et sans qu'on puisse l'attribuer à aucune cause. C'est ce qui arrive, du reste, dans la plupart des cas ; quelquefois cependant on l'a vue succéder à une contusion de l'œil, à son exposition devant un vif foyer de lumière, à de violentes émotions morales qui avaient porté le trouble dans le système nerveux. C'est probablement à quelque cause de ce genre que l'on doit attribuer son apparition chez certaines femmes pendant la grossesse. Nous ne parlerons pas du strabisme, qui évidemment, surtout à son début, doit être accompagné de diplopie ; mais nous dirons qu'on a vu survenir celle-ci dans le cours d'une affection vénérienne. Enfin elle peut être le symptôme d'une maladie du cerveau.

« Au moment où la diplopie se déclare, les malades portent leurs regards de côté et d'autre, les fixent sur les objets qui les environnent pour s'assurer si cette duplicité qui les étonne est constante pour tous, et si elle est réellement une illusion d'optique. Les deux objets dont ils ont la perception sont plus ou moins éloignés l'un de l'autre, et la distance qui les sépare est proportionnée à l'éloignement de l'objet par rapport aux yeux... Si le malade ferme un œil, l'illusion cesse : il peut lire et écrire ; mais aussitôt qu'il ouvre les deux yeux, la confusion renaît ; la multiplicité des caractères confond et brouille tout. Ce n'est donc qu'en fermant un œil, ou par le toucher, qu'il peut reconnaître la situation réelle des objets, et savoir laquelle des deux sensations qu'il éprouve est la véritable » (Boyer).

Quand la diplopie n'est que le symptôme d'une autre maladie, on comprend que son pronostic soit évidemment lié à celui de la maladie elle-même ; mais quand elle existe sans complications, il est rare qu'elle ne se termine pas heureusement, au bout d'un temps peu prolongé.

La diplopie est toujours facilement reconnaissable ; mais on éprouve quelquefois de la peine à distinguer si elle est essentielle ou due à une altération commençante du cerveau. Cette incertitude, du reste, ne peut pas se prolonger longtemps, car la paralysie, le trouble de l'intelligence, tout ce qui accompagne enfin les maladies cérébrales, révèlent bientôt la nature de l'affection.

Traitement. — Plaçons en première ligne l'application d'un vésicatoire à la nuque, de quelques sangsues entre l'oreille et l'œil, si l'état général du malade le commande. Dans tous les cas, on aura recours avec succès aux purgatifs, et on maintiendra appliquées constamment sur l'œil des compresses imbibées avec des alcoolats aromatiques, tels que ceux de thym, de sauge ou de lavande.

HÉMIOPIE.

On a appelé du nom d'*hémiopie* une maladie rare et peu connue, mais extrêmement remarquable par les phénomènes dont elle est accompagnée. Le malade n'aperçoit que la moitié des objets qu'il regarde, et ce défaut de la vision porte tantôt sur la circonférence des objets, tantôt sur le milieu ; dans quelques cas sur la moitié supérieure ou la moitié inférieure, dans d'autres sur la moitié latérale. Citons quelques exemples rapportés par différents auteurs : Un religieux fut pris tout à coup, pendant le carême, d'un mal de tête violent, et, peu après, d'un affaiblissement progressif de la vue ; il ne pouvait voir que les objets placés à une très petite distance et dans la direction de l'axe visuel. Lorsqu'il voulait lire un mot composé de plusieurs syllabes, il ne distinguait que la première ; si deux ou plusieurs personnes se promenaient ensemble, il ne pouvait en voir qu'une à la fois ; s'il se regardait dans une glace, il n'apercevait que la moitié de son œil et de la pupille. Divers remèdes employés contre cette maladie furent absolument inutiles. Dans un autre cas fort curieux, une femme n'apercevait les objets qu'en partie ; bientôt elle fut prise de goutte sereine. Après quelques évacuations, elle revint à son premier état, et voyait les gens sans tête et sans bras. Elle vit ensuite les objets dans leur entier en se servant de ses deux yeux ;

mais quand elle fermait l'œil gauche et qu'elle voulait lire cette phrase : *Je suis aveugle*, elle n'apercevait que les mots : *suis aveugle*. Si elle fixait la vue sur le mot *suis*, elle ne voyait que *je — aveugle*. Lorsqu'elle se servait de l'œil droit, elle ne distinguait plus que la quatrième partie de l'objet.

Nous n'insisterons pas plus longtemps sur une maladie qui est due évidemment à une paralysie partielle de la rétine, et rentre par conséquent dans les variétés de l'amaurose. C'est du reste au traitement dirigé contre cette dernière maladie qu'on doit avoir recours. Enfin nous devons dire que dans quelques cas observés chez des femmes hystériques ou des jeunes gens hypochondriaques, la maladie a disparu sans traitement par le seul changement de position des individus. On comprend qu'une profonde modification du système nerveux ait pu occasionner la guérison.

BERLUE.

(Mouches volantes, imaginations, illusions).

La berlue est une maladie due à une altération de l'œil, par suite de laquelle cet organe transmet au cerveau la sensation de plusieurs images qui n'existent point en réalité. La berlue constitue quelquefois une maladie essentielle ; dans certains cas bien plus nombreux elle n'est que le symptôme d'une autre affection.

Au début de la maladie, tous les objets, ceux surtout qui sont un peu éloignés de l'œil, semblent recouverts par une multitude de petits corps sous les formes les plus variées, et continuellement en mouvement. Plus tard les illusions sont mieux dessinées : le malade croit voir des fils, des cordes, des lignes droites ou courbes, des toiles d'araignée, des mouches, des serpents, de petites plumes, etc., et ces objets paraissent tantôt sous des couleurs sombres, tantôt sous des couleurs extrêmement brillantes, comme des étincelles, des éclairs ou des globes de feu ; tantôt variées comme les nuances de l'arc-en-ciel. Dans quelques cas, les malades ne peuvent distinguer les couleurs : ainsi on voit certaines personnes qui confondent toujours le vert avec le rouge, le bleu avec le jaune. On a publié, entre autres exemples, celui d'un individu qui prenait un cornichon pour une écrevisse cuite, une feuille d'arbre pour un morceau de cire rouge à cacheter.

La berlue peut exister sur un seul œil ou sur les deux à la fois; dans certains cas, les deux yeux aperçoivent des objets différents. Sa durée est variable : quelquefois elle se prolonge pendant toute la vie. Elle peut être héréditaire, et il n'est pas rare de voir plusieurs membres d'une même famille en être affectés en même temps.

Nous avons dit que la berlue était très souvent le symptôme d'une autre maladie : elle existe, en effet, dans le commencement de la cataracte, dans les taches ou les opacités de la cornée, dans l'iritis, mais plus spécialement au début de l'amaurose. Quant à la berlue essentielle, ses causes sont très peu connues : on a cru remarquer que les jeunes gens y étaient plus exposés que les vieillards, et dans quelques cas on a pu l'attribuer à des veilles prolongées, à des occupations qui exigent une grande tension de la vue sur des objets délicats et brillants, comme les professions de bijoutier, d'horloger, etc. ; dans d'autres à l'épuisement produit par de grands travaux, par des excès vénériens, par des pertes de sang, etc. Lorsque la berlue ne correspond pas à une autre maladie de l'œil, cet organe ne présente aucun changement qui puisse servir à la faire reconnaître.

Traitement. — Si le malade est jeune et d'une assez forte constitution, on doit faire une application de sangsues dans l'intervalle qui sépare l'œil de l'oreille ; en même temps on aura recours aux purgatifs répétés tous les deux jours pendant une ou deux semaines. L'application d'un vésicatoire à la nuque a suffi quelquefois pour la guérison. Si, au contraire, cette maladie arrive chez des individus d'une constitution faible ou épuisée, il faut avant tout leur faire prendre des forces au moyen d'une bonne alimentation et des médicaments toniques. Cette manière d'agir produit, dans certains cas, des effets merveilleux. Mais, quelle que soit la condition du malade ou de la maladie, on doit d'abord chercher à éloigner les causes qui ont occasionné ce fâcheux état : ainsi l'exposition à une vive lumière, les lectures assidues et prolongées, enfin toutes les fatigues de la vue. Le malade choisira tout ce qui peut distraire l'attention : les exercices variés, les promenades, etc. Nous n'entendons parler ici que de la berlue indépendante de toute autre maladie ; car il est bien entendu que si elle n'était que le symptôme d'une autre affection, c'est à celle-ci qu'il faudrait s'attaquer.

AMAUROSE.
(Goutte sereine).

L'amaurose est une maladie caractérisée par la diminution ou la perte de la vue. Ce nom vient d'un mot grec qui signifie *obscurcissement*, et les anciens auteurs avaient appelé l'amaurose *goutte sereine*, parce qu'ils croyaient qu'elle était due à une goutte de liquide de nature inconnue qui s'était répandue sur l'œil, et comme la transparence n'est point du tout altérée , ils avaient ajouté au mot *goutte* celui de *sereine*. Par un ancien reste de ce préjugé, on croit encore dans le monde que l'amaurose atteint les personnes qui, relevant la tête, tiennent les yeux fixés sur le firmament, le soir, quand la rosée tombe. Entre le début de l'affection et son état complet il y a bien des degrés : aussi a-t-on admis un grand nombre de variétés d'amaurose que nous passerons sous silence par les mêmes raisons qui nous ont fait négliger les variétés de cataracte.

Le plus souvent elle débute par ces illusions dont nous avons parlé dans les maladies précédentes; le malade voit continuellement, au-devant de tous les objets qu'il regarde, des brouillards, des mouches, etc., et il est tellement la dupe de ces fausses sensations qu'il porte à chaque instant la main devant ses yeux pour saisir ces corps imaginaires. La maladie peut rester longtemps dans cet état; mais insensiblement « la vue perd de son étendue, le malade ne voit plus les corps éloignés, et il ne distingue plus aussi nettement les objets qui sont autour de lui. Plus tard, il ne peut distinguer les objets qu'à quelques toises , et les petits qu'à quelques pouces; encore ne voit-il les uns et les autres qu'à travers une espèce de nuage ou de voile qui, par degrés, devient plus épais, rend bientôt l'œil presque insensible à la lumière du jour et finit par ne plus lui permettre de la distinguer des ténèbres. Enfin toute espèce de sensation visuelle est éteinte » (Boyer). Telle est la marche régulière de la maladie; mais elle ne passe pas toujours par tous les degrés, et dans certains cas même elle les franchit tous subitement pour arriver à son dernier période. Si on regarde l'œil du malade, on n'aperçoit rien qui puisse faire soupçonner une altération : il est parfaitement transparent, et le fond compris dans l'ouverture pupillaire présente une belle couleur noire, pourvu que l'amaurose soit sans complications, Mais si on examine attentivement la pupille, on voit qu'elle est plus grande qu'à l'ordinaire, et que la lumière ne provoque plus ces mouvements de contraction si remarquables dans un œil sain. Toutes les fois que ces conditions existent, l'amaurose est certaine ; mais il y a des cas où l'iris a conservé la faculté de se mouvoir légèrement sous l'impression des changements de lumière, c'est le plus souvent lorsque la maladie est bornée à un seul œil. On s'en aperçoit surtout lorsqu'on examine l'œil amaurotique sans avoir la précaution de recouvrir l'œil sain : l'influence de la lumière sur celui-ci réagit sur l'autre, en vertu de la solidarité qui les unit dans l'état naturel, et provoque ces mouvements qu'on a appelés *sympathiques*. Du reste, les malheureux frappés d'amaurose offrent, soit dans leurs regards, soit dans leur démarche, des caractères assez tranchés pour qu'il soit impossible de méconnaître cette affection. Voyez en effet cet homme à la démarche raide, aux mouvements incertains : son visage porte l'empreinte d'une sorte de stupeur, ses yeux brillants et largement ouverts se tournent avec indifférence vers les objets qui l'environnent, ou par des regards horizontalement dirigés, semblent s'affaisser sous le voile noir qui les couvre ; remarquez-le bien cet homme, car c'est le type des malades frappés d'amaurose, de ces malheureux qui rappellent ces paroles de l'Écriture dans leur sens littéral : « Ils ont des yeux pour ne point voir. »

Si nous recherchons les causes de l'amaurose, nous en trouverons de nombreuses : les unes agissent d'une manière directe, comme les fatigues excessives des yeux, soit par des lectures trop assidues, soit par des travaux qui exigent une tension constante de la vue (horlogers, micrographes, astronomes, correcteurs d'imprimerie, tailleurs, etc.), comme l'exposition à une vive lumière, soit directe, soit réfléchie (les cultivateurs, les voyageurs dans les déserts sablonneux des pays chauds), comme les blessures, les contusions de l'œil ; les autres agissent d'une manière indirecte et par des moyens quelquefois tout opposés : ainsi l'excès de boissons alcooliques, l'hypertrophie du cœur, les pertes de sang abondantes, la suppression d'une dartre mal traitée, l'abus des plaisirs de l'amour, la masturbation. Enfin, puisqu'on admet généralement aujourd'hui que l'amaurose est due à une modification du nerf optique, on comprendra facilement comment elle accompagne souvent certaines maladies qui agissent plus ou moins sur le cerveau : ainsi l'apoplexie, l'épilepsie, l'hystérie, l'hypochondrie, la colique de plomb, etc.

L'amaurose commençante guérit parfois assez facilement; mais elle récidive si on ne prend pas les mesures convenables : ainsi le convalescent devra éviter les lectures, les travaux assidus, l'exposition au froid ou à l'humidité, à une trop vive clarté, et pour cela il doit soustraire l'œil aux influences de la lumière, en faisant usage de lunettes bleues, garnies de taffetas de la même couleur (Pl. III, 3). Mais le plus souvent l'amaurose est une maladie grave, surtout lorsqu'elle est ancienne et complète. Celle qui s'est formée subitement est moins dangereuse que celle dont le développement s'est fait avec lenteur. Nous avons déjà dit que sa durée était très variable : tantôt elle est très courte, tantôt elle se prolonge pendant toute la vie du malade. Chez certaines personnes elle arrive et passe à des époques régulières. On a cité l'exemple d'une jeune fille non réglée, qui était frappée d'amaurose passagère régulièrement tous les mois. Ce singulier état cessa par l'établissement de la menstruation. Quelques femmes ont perdu la vue pendant la grossesse, et l'ont recouvrée après leur délivrance.

L'amaurose ne peut être confondue avec aucune autre maladie, sauf pourtant avec la variété de cataracte dans laquelle le cristallin prend une couleur noire, et qui est nommée, à cause de cette circonstance, *cataracte noire*. On est même souvent embarrassé dans ce cas ; mais en se rappelant que le noir du fond de l'œil est brillant dans l'amaurose tandis qu'il est mat dans la cataracte, que les mouvements de l'iris, nuls ou très faibles dans la première, conservent leur régularité dans la seconde ; que dans celle-ci le malade distingue toujours la lumière des ténèbres et qu'au début de l'affection il voit mieux le soir et le matin, on pourra, d'après la réunion de ces circonstances, reconnaître d'une manière à peu près certaine la maladie à laquelle on a affaire.

Traitement. — Nous avons dit que l'amaurose était souvent le symptôme d'une autre maladie : dans ce cas, c'est contre cette maladie qu'il faut diriger le traitement, et nous ne devons nous occuper ici que de l'amaurose essentielle. Avant tout il faut chercher à découvrir la cause occasionnelle et pourvoir à ses indications : si la maladie est due aux exigences de la profession, à des excès de tout genre, il faut nécessairement rompre avec ces travaux, avec ces mauvaises habitudes; si elle a été occasionnée par la suppression d'un cautère, d'un vésicatoire, d'une dartre, on devra rappeler ces écoulements ou ces éruptions. Si le malade a la bouche pâteuse, la langue chargée, s'il

éprouve la sensation d'un poids sur l'estomac, il faut recourir à un vo-
mitif : un gramme d'ipécacuanha ou cinq centigrammes de tartre stibié aidés par l'ingestion d'une certaine quantité d'eau tiède; si les digestions se font mal, s'il y a défaut d'appétit, on devra insister sur les
purgatifs. Ces divers moyens seront plus ou moins répétés selon l'effet
produit, et, pour peu que le malade s'en trouve bien, on devra ne
point y renoncer, quel que soit le temps pendant lequel on les prolonge; car le traitement de cette maladie a besoin d'être soutenu avec
persévérance. On agira de même pour les causes nombreuses que nous
avons signalées, et dont les indications sont assez bien tranchées pour
que nous n'ayons pas besoin d'insister.

Mais il existe beaucoup de cas où, malgré la plus grande attention,
il est impossible de découvrir la cause qui a produit la maladie ; il
faut alors avoir égard à la constitution de l'individu pour diriger le
traitement. Si on a affaire à un tempérament sanguin, si le malade
se plaint d'avoir la tête lourde, s'il a le pouls plein, on doit appliquer
les sangsues (de 10 à 12) une ou plusieurs fois, selon l'effet produit.
Cette application a lieu le plus souvent à l'anus, surtout chez les jeunes femmes, qui éprouvent une répugnance bien légitime à laisser
faire sur des parties habituellement découvertes, comme le cou, les
oreilles ou les tempes, des piqûres dont les cicatrices seront ineffaça-
bles. Des auteurs d'une grande réputation ont recommandé comme
un excellent moyen l'application de quelques sangsues dans les narines. En outre, tout ce qui comprend le traitement anti-inflammatoire
sera mis en usage en même temps ; le régime sera dirigé dans le
même but. Quant aux malades d'une constitution faible, on ne peut
pas songer à leur tirer du sang, il faut au contraire donner une alimentation aussi substantielle que possible. Un moyen que toujours on
emploie avec les meilleurs résultats, c'est l'application successive de
petits vésicatoires volants autour de la tête, ayant soin de les remplacer à mesure qu'ils se sèchent. On doit en continuer l'usage sans
se décourager, car ils n'agissent quelquefois qu'après de nombreuses
applications successives. Nous avons été témoin d'un cas qui n'a été
amélioré qu'après plus de trente applications. Les purgatifs doivent
être employés simultanément tous les deux jours, en commençant par
ceux qui ont une action faible pour arriver insensiblement à ceux qui
opèrent une puissante dérivation. Les boissons conseillées au malade
sont les tisanes de salsepareille, d'arnica, de pulsatile, de valériane, etc.

Enfin, lorsque tous ces moyens ont échoué, on doit avoir recours à des agents d'une autre nature. « Parmi les remèdes stimulants qu'on applique directement sur l'œil, selon Boyer, les principaux sont les vapeurs d'ammoniaque, de baume de Fioraventi, la fumée de tabac. Voici de quelle manière on emploie l'ammoniaque : on tient, assez près de l'œil, un flacon débouché d'alcali volatil, pour que la vapeur qui s'en élève excite sur la conjonctive un picotement assez vif et un peu de larmoiement; on continue cette opération pendant un quart d'heure ou une demi-heure, et on la répète plusieurs fois chaque jour. On peut aussi, et cette méthode est moins gênante, placer sur l'œil un petit sachet à moitié rempli d'un mélange de chaux et de muriate d'ammoniaque. L'ammoniaque se dégage lentement et agit continuellement sur l'œil. Il faut changer tous les huit jours au plus tard ce sachet et le tenir constamment appliqué. Quand on fait usage de la fumée de tabac, on la dirige sur l'œil par le moyen d'un cône de papier dont la base appuie sur le vase dans lequel on brûle le tabac, et le sommet entoure l'œil. Quant au baume de Fioraventi, on en verse quelques gouttes dans la main, on les y étend par le frottement, et on les approche des yeux de manière que le liquide qui s'évapore excite une légère douleur sur la conjonctive. On rend ce remède plus actif en mêlant une once de baume de Fioraventi avec un ou deux gros d'ammoniaque. » Il est encore d'autres moyens de traitement; mais ils exigent la surveillance d'un médecin, à cause des dangers qu'ils pourraient offrir entre les mains des gens du monde, et nous ne devons point les faire connaître. D'ailleurs, nous ne pensons pas que, à moins d'impossibilité absolue, il entre jamais dans l'esprit de personne de traiter une maladie aussi grave sans recourir aux conseils d'un médecin.

VICES DE DIRECTION ET DE CONFORMATION.

STRABISME.
(Vue louche , yeux de travers).

Le strabisme consiste dans une disposition défectueuse des yeux, par suite de laquelle ces organes sont déviés de leur direction naturelle et ne peuvent pas percevoir en même temps l'image du même objet. On a admis plusieurs variétés de strabisme, selon que les yeux se tournent en dedans, vers le nez (*strabisme convergent*) ou en dehors (*strabisme divergent*), ou en haut ou en bas, etc.; mais toutes ces distinctions nous importent peu en raison du but de notre ouvrage, et nous nous contenterons de les mentionner.

Les opinions des auteurs sur les causes du strabisme ont varié pendant bien longtemps, et il y a sept ou huit ans à peine on admettait généralement les idées émises par Buffon. Ce grand naturaliste, après de nombreuses expériences, était arrivé à conclure que la cause du strabisme réside dans la faiblesse de l'un des deux yeux relativement à l'autre. Il est, en effet, remarquable que, chez la grande majorité, l'œil qui louche est comparativement moins apte à la vision, et même inutile quelquefois, comme on pourra s'en convaincre en faisant examiner un objet avec chaque œil successivement. Mais cette théorie, vraie dans la plupart des cas, cesse de l'être lorsqu'on veut l'étendre d'une manière générale; car on voit des yeux louches qui sont parfaitement disposés pour la vision et ne deviennent faibles qu'en raison de la difficulté qu'ils éprouvent dans l'exercice de cet acte. Il y avait donc encore une grande incertitude sur les causes du strabisme lorsque, en 1839, un chirurgien prussien, Dieffenbach, publia le résultat de ses expériences. Attribuant le strabisme à la rétraction de l'un des muscles qui meuvent l'œil, il en pratiqua la section par une opération bien simple, et le strabisme cessa. Dès lors tout fut parfaitement expliqué. L'œil, nous l'avons déjà dit, est mis en mouvement par six petits muscles (Pl. I, fig. 4) qui doivent avoir chacun la même force pour qu'il y ait harmonie dans les mouvements; supposez que cet équilibre des forces n'existe plus pour un œil, que le muscle droit interne (Fig. 4, *c*), par exemple, l'emporte sur le muscle droit externe : dans ce cas évidemment l'œil sera dirigé en dedans, vers le nez, il y aura strabisme convergent. On expliquera ainsi parfaitement tous les autres cas. Nous n'avons point à nous arrêter ici sur une opération qui n'a peut-être pas eu tous les résultats qu'elle avait promis, mais dont les succès sont assez nombreux pour que la chirurgie puisse s'en glorifier; nous ne tenions qu'à énoncer un fait, la production du strabisme par l'action musculaire. La démonstration des causes les plus ordinaires du strabisme n'infirme d'ailleurs nullement la vérité des propositions énoncées par

Buffon ; mais elle explique tout ce que celles-ci, appliquées d'une manière trop générale, avaient pu laisser de vague et d'incertain. Cet auteur avait remarqué qu'en fortifiant l'œil louche on parvenait à guérir le strabisme, et qu'en affaiblissant, au contraire, l'œil sain, en le privant d'exercice au moyen d'un bandeau porté pendant longtemps, on pouvait le rendre strabique. Ce fait est irrécusable ; mais nous pensons, en nous appuyant sur ces considérations même, que, dans la plupart des cas, la faiblesse de l'œil n'est due qu'au défaut d'exercice, suite de la déviation ; et cela est si vrai que cette faiblesse cesse d'une manière rapide à la suite de l'opération qui a rendu à l'œil sa direction naturelle.

Quelle que soit l'opinion qu'on adopte sur la cause essentielle du strabisme, on est forcé de reconnaître une foule de causes occasionnelles. Il peut être passager ou persistant. Le premier cas se présente pendant de violents accès de colère, pendant les convulsions, les attaques d'hystérie ou d'épilepsie, pendant l'ivresse, à la suite d'une attaque d'apoplexie, etc., l'excitation ou même l'altération cérébrale réagissant sur les nerfs qui animent les muscles de l'œil. Dans certaines altérations de cet organe, comme les taies de la cornée, la cataracte à son début, le strabisme arrive souvent par suite des efforts que fait le malade pour placer l'œil d'une manière convenable à l'introduction des rayons lumineux. « Il n'est pas douteux que le strabisme ne soit dans quelques cas le résultat d'une mauvaise habitude contractée quelquefois dès le berceau. Par inattention ou par ignorance, la nourrice couche l'enfant de manière qu'il ne reçoit la lumière que d'un côté : avide de sensations, il tourne incessamment les yeux vers le jour ; mais comme un œil seul peut l'apercevoir, l'autre finit par ne plus suivre les mouvements de son congénère, et celui-ci reste tourné en dehors. A un âge plus avancé, le strabisme peut être le résultat de l'imitation ou de certains mouvements des yeux dont beaucoup d'enfants ont coutume de se faire un jeu »(Boyer). Mais ce n'est pas seulement à cet âge de la vie que le strabisme peut se produire par suite de l'exercice prolongé d'un seul œil : nous trouvons dans un auteur allemand l'observation d'une femme qui, en traitement pour une longue maladie, fut placée dans une chambre éclairée seulement par une petite fenêtre latérale du côté droit. Son état exigeant la plus grande immobilité, elle tournait presque constamment vers la lumière l'œil du côté correspondant. Au bout d'un certain temps, elle louchait notablement. Son lit fut alors changé de position, de manière à l'obliger de regarder dans un sens opposé au premier, et le strabisme cessa. Nous n'avons pas besoin de dire qu'une affection des muscles de l'œil pourrait être une cause de strabisme. Enfin il paraît être dû assez fréquemment à l'hérédité, car on rencontre des familles dont presque tous les membres en sont affligés.

Le strabisme est facilement reconnu ; mais ses causes sont parfois assez obscures pour qu'on ait besoin de remonter à tous les précédents de la maladie avant de se former une conviction. Du reste, par lui-même, le strabisme n'a pas la moindre influence sur la santé générale de l'individu ; et, bien que la vue soit toujours moins nette que dans l'état naturel, on peut dire que, dans la plupart des cas, c'est une difformité, non une maladie. « Le dérangement de la vue, dit le professeur Boyer, n'est pas toujours très-grand. Quelques personnes même sont louches sans s'en apercevoir. Si l'on présente à ces personnes un objet quelconque et qu'on place la main sur l'œil qui est dirigé vers l'objet, celui-ci disparaît pour elles, et ce n'est qu'en ramenant vers lui l'œil dévié qu'elles l'aperçoivent de nouveau. Chez d'autres, le trouble de la vue est plus grand et les objets paraissent doubles. C'est particulièrement dans le strabisme récent et peu considérable que se montre ce symptôme. Peu à peu il disparaît ; le malade s'accoutume à ne regarder les objets qu'avec l'œil sain ; l'autre perd sa force par degrés ; la sensation que transmet celui-ci est progressivement effacée par la sensation beaucoup plus forte que reçoit l'autre. D'un autre côté, si le strabisme est considérable, les deux yeux ne peuvent plus voir le même objet, et la diplopie (vue double) ne peut avoir lieu. Buffon a observé que quelques personnes affectées de strabisme se servent alternativement des deux yeux selon que les objets sont plus ou moins éloignés : avec l'œil faible elles regardent les corps très rapprochés, et les objets éloignés avec l'œil le plus fort. »

Traitement. — Nous avons dit que le strabisme n'était souvent que le symptôme d'une maladie ; il cède alors au traitement de cette maladie même. Chez les adultes et surtout chez les vieillards, quand il existe depuis longtemps, tous les moyens de traitement sont le plus souvent inutiles, à moins qu'on ne recoure au médecin pour certaines opérations dont nous n'avons point à nous occuper ici. Lors-

qu'il est récent, et principalement chez les enfants, on peut espérer
d'en venir à bout. Il est même d'observation que le strabisme disparaît quelquefois chez les enfants, à mesure que la croissance développe le corps.

Une foule de moyens plus ou moins ingénieux ont été proposés et
mis en usage contre le strabisme, quand on ne pouvait raisonnablement l'attribuer à aucune cause qui réclamât des indications particulières. Les uns ont fait recouvrir le visage d'un masque où l'on avait
ménagé deux petites ouvertures à la place que devaient occuper naturellement les pupilles, de manière que les yeux, recherchant
instinctivement la lumière, revinssent peu à peu à leur état primitif;
les autres ont employé dans le même but deux demi-sphères creuses,
qu'ils disposaient de telle sorte que l'œil fût parfaitement embrassé
par leur concavité. Nous devons même dire que les gens du peuple
ont réduit ce dernier moyen à la plus grande simplicité, en se servant des coquilles de grosses noix convenablement préparées. Ces
appareils, pour produire quelque effet, doivent être maintenus en
place continuellement et pendant un temps fort long. D'autres auteurs
ont conseillé au malade de se placer devant une glace et de fixer en
même temps l'image de ses deux yeux. En répétant cet exercice le
plus possible, on a pu ramener les yeux dans leur direction primitive.
Enfin, partant de l'idée que nous avons déjà fait connaître sur la
force prédominante de l'un des yeux, Buffon, entre autres moyens, a
proposé l'emploi de lunettes composées de verres d'une portée diffé-
rente, pour que la vue du côté de l'œil faible fût favorisée tandis
qu'elle serait diminuée du côté opposé. Ces divers modes de traitement comptent des succès, et on ne devra point les négliger dans
le cas de strabisme récent, dû à de mauvaises habitudes.

———

MYOPIE,

(Vue courte, vue basse.)

Nous ne pouvons point terminer sans parler de deux altérations
particulières de ces organes qui constituent sinon des maladies, au
moins des infirmités extrêmement fréquentes; nous voulons parler de
la *myopie* et de la *presbytie*.

La myopie consiste dans une modification de l'œil par suite de laquelle la vision ne peut s'opérer qu'à de très petites distances (10 ou 15 centimètres au plus). Il y a, du reste, plusieurs degrés de myopie; dans le plus avancé, l'objet doit être placé pour ainsi dire sur l'œil, à 4 ou 5 centimètres, par exemple. Les myopes ont en général les yeux saillants, la cornée transparente fortement bombée; aussi les rayons lumineux, convergeant rapidement, forment-ils l'image des objets avant d'arriver sur la rétine, pour peu que ces objets soient éloignés, et la vision ne s'opère point. C'est pour corriger ce défaut que les myopes rapprochent instinctivement de leurs yeux les objets qu'ils veulent voir. Sauf ce désagrément, la vision s'accomplit chez les myopes d'une manière peut-être plus parfaite que chez les autres hommes, car ils ont la faculté de distinguer très bien de petits objets dont les détails échapperaient souvent à des yeux ordinaires, et on a remarqué qu'ils avaient en général l'habitude d'écrire en caractères très fins.

La myopie est tantôt congénitale, tantôt accidentelle. Les enfants sont naturellement myopes, et cet état cesse chez eux par suite du développement et de la perfection graduelle des yeux; mais il arrive quelquefois que ces dernières conditions ne se réalisent pas et que la myopie persiste. Les causes qui peuvent donner lieu à cette affection sont très-nombreuses : en première ligne nous devons placer l'habitude vicieuse que contractent quelques personnes, surtout dans le jeune âge, de regarder tous les objets de fort près, l'exercice trop prolongé des yeux dans certaines professions, comme l'horlogerie, l'orfévrerie, la gravure, etc. L'habitation dans des lieux très peu ou point éclairés a été quelquefois une cause de myopie. Disons enfin que, dans certains cas, elle survient à la suite d'une maladie des yeux, et ne doit être regardée que comme un symptôme.

Traitement. — La myopie, quand elle n'est pas liée à une autre affection, ne réclame l'emploi d'aucun moyen direct; tout ce qu'on pourrait faire serait parfaitement inutile et peut-être nuisible. Mais, par des moyens artificiels, on peut améliorer beaucoup la vue, et lui rendre même toute sa puissance. Les plus ordinairement employés sont les lunettes à verres concaves qui diminuent la convergence des rayons lumineux, de manière qu'ils puissent se réunir pour former l'image sur la rétine même. Ainsi se trouve corrigé l'effet produit par le défaut d'organisation de l'œil qui constitue la myopie. Mais ce moyen d'amélioration peut, dans certains cas, procurer une guérison complète, lorsqu'il est employé avec discernement. Les opticiens ont des verres à lunettes marqués de numéros plus ou moins forts selon le degré de myopie que présentent les individus auxquels ils sont destinés: or, qu'un individu s'accorde parfaitement du numéro 2, par exemple; après avoir fait usage de ces verres pendant au moins un mois, il devra les remplacer par ceux du numéro 3, puis par ceux du numéro 4, jusqu'à ce qu'il arrive aux verres ordinaires, et même à pouvoir se passer de lunettes. Il ne faudrait pourtant pas croire que les guérisons complètes de la myopie soient fréquentes : on serait au contraire dans une grande erreur. Des exemples ont bien été rapportés : nous avons vu nous-même un jeune homme qui, dans le but de se soustraire à la conscription, s'était rendu myope à force d'exercer ses yeux sur des livres imprimés en caractères très-fins, qu'il lisait de très près et dans un lieu fort peu éclairé. L'épreuve du conseil de révision lui ayant été favorable, il chercha à se débarrasser de l'infirmité qu'il s'était volontairement imposée, et dans ce but il reprit ses exercices, mais en sens inverse. Ce manége lui réussit selon ses espérances, et aujourd'hui il peut lire à la distance ordinaire; seulement ces exercices répétés ont fatigué considérablement ses yeux et il est obligé de porter des conserves. Ces cas sont des exceptions ; car le plus souvent on améliore la myopie, on ne la guérit pas complétement. Terminons en signalant un moyen ingénieux qui doit avoir un résultat identique au précédent : il a été imaginé en Russie, pays où les myopes sont très-nombreux. L'individu étant assis sur une chaise, la tête appuyée contre un mur, on place au devant de lui un pupitre portant un livre imprimé en caractères ordinaires, et placé à une distance convenable pour qu'il puisse lire. On l'habitue ainsi à cet exercice plusieurs fois par jour; puis, quand l'œil est fait à cette distance, on recule insensiblement le pupitre pour l'augmenter de quelques centimètres, et ainsi de suite jusqu'à ce que, au bout d'un certain temps, la tête restant toujours à la même place, il puisse faire la lecture à la distance nécessaire pour la vision dans l'état ordinaire. Les auteurs qui font connaître ce moyen disent qu'on obtient par lui d'excellents résultats.

PRESBYTIE.
(Vue longue.)

La presbytie est due à un vice de l'appareil oculaire complétement opposé à celui qui produit la myopie, et les résultats sont aussi opposés sous tous les rapports. Nous avons dit que les myopes avaient les yeux saillants, les cornées bombées; les presbytes, au contraire, ont les yeux affaissés, les cornées plates. Les rayons lumineux convergent tellement en pénétrant dans l'œil des premiers que l'image des objets est formée avant leur arrivée sur la rétine; dans l'œil des seconds, ils sont divergents et s'écartent assez pour que, lorsqu'ils frappent la rétine, l'image ne soit pas encore formée. Pour corriger ce défaut, ils éloignent les objets; les myopes, au contraire, les rapprochent. Tandis que ceux-ci recherchent de préférence les ouvrages imprimés en petits caractères, et choisissent pour leurs lectures un lieu à l'abri du grand jour, les presbytes se trouvent mieux dans les endroits fortement éclairés, et la lecture des gros caractères est beaucoup plus facile pour eux. Enfin, la presbytie est un état particulier à la vieillesse, tandis que la myopie est presque toujours le partage de l'enfance et de la jeunesse. Nous disons presque toujours, parce qu'on a cité quelques cas dans lesquels la presbytie était arrivée à cette époque de la vie.

La presbytie se présente avec des caractères si tranchés qu'il est impossible de la méconnaître : les individus qui en sont affectés ne voient que d'une manière confuse les objets placés à la distance ordinaire; pour qu'ils puissent les distinguer parfaitement ils doivent les éloigner plus ou moins, quelquefois jusqu'à un mètre, presque jamais en deça de 35 centimètres. Cet état particulier de la vision pourrait être confondu avec un autre qui donne à l'œil la faculté de voir à des distances vraiment extraordinaires. Je conserverai toujours, comme un souvenir d'enfance, la mémoire d'une excellente femme, qui occupait avec sa famille une ferme, propriété de mes parents. Sa faculté visuelle était portée à un si haut degré qu'elle pouvait souvent distinguer les étoiles en plein jour et reconnaître parfaitement les oiseaux de proie qui planaient dans les airs comme un point imperceptible aux yeux ordinaires. Au sommet d'un coteau se trouve l'église du village, distante d'une demi-lieue de la ferme : eh bien !

cette femme, sans quitter le hangar sous lequel elle était placée, voyait tout ce qui se passait devant et sous le porche de l'église , suivait de l'œil la procession qui défilait, et pouvait même signaler certains individus reconnaissables à leur costume, le curé et le garde-champêtre, par exemple. Mais de pareils exemples sont rares, au moins à un si haut degré. Il y a entre cet état particulier et la presbytie proprement dite cette différence, que l'un est une faculté naturelle très-précieuse, tandis que l'autre est toujours une altération de la vision relativement à l'état ordinaire.

Nous avons dit qu'on observait presque exclusivement la presbytie chez les personnes d'un âge avancé : elle débute ordinairement vers l'âge de soixante ans, à cette époque de la vie où l'œil participe au mouvement de réaction qui se manifeste dans tous les organes, et rétrogradant insensiblement, mais toujours, de période en période, conduit l'homme à la dégénérescence et à la décrépitude. Les humeurs de l'œil diminuent, la cornée s'affaisse, le vieillard devient presbyte. Quelques maladies de l'œil peuvent amener accidentellement cet état. Sauf l'aplatissement de la cornée, les yeux presbytes n'offrent rien qui puisse les faire distinguer des autres ; mais on n'a pas besoin d'examiner ces organes pour reconnaître l'altération de la vue, qu'on peut toujours signaler à distance. La manière dont les individus qui en sont affectés exercent la vision, le mouvement instinctif qui leur fait porter la tête en arrière, tandis que les myopes la portent en avant suffiront pour faire reconnaître la presbytie, même chez les personnes qui chercheraient à cacher cette espèce d'infirmité.

Traitement. — L'art ne possède aucun moyen de guérir la presbytie : plus l'individu avance en âge, et plus cet état devient prononcé, à l'inverse de la myopie ; mais on peut remédier à ce défaut par l'usage des lunettes à verres convexes, qui ont la propriété de rassembler les rayons lumineux et de les concentrer sur la rétine.

FORMULAIRE.

Les médicaments exclusivement destinés à être appliqués sur les yeux sont nommés *collyres*. Il y en a de secs, de mous, de liquides et même sous forme de vapeurs. Les *collyres secs* sont composés de substances réduites en poudre ; on en garnit un petit tuyau creux, une plume ou une forte paille, et on les insuffle dans l'œil, après avoir eu le soin d'écarter convenablement les paupières ; ou, chez les personnes sensibles, on porte ces poudres sur l'œil au moyen d'un pinceau préalablement humecté. Les *collyres mous* sont des onguents ou des pommades, qui sont presque toujours employés pour les maladies des paupières. On enduit ces parties à l'extérieur d'une petite quantité de collyre, et, selon les cas, on en porte à l'intérieur une fraction du volume d'une tête d'épingle. Les *collyres liquides* sont les plus employés : leur composition varie suivant l'effet qu'ils sont destinés à produire. On les emploie tantôt sous la forme de bain, en portant sur l'œil de petits vases nommés *œillères*, remplis du liquide convenable ; tantôt sous la forme de lotion, en versant entre les paupières quelques gouttes du liquide, à l'aide d'une petite éponge ou d'un petit linge ; tantôt sous forme de fomentation, en maintenant sur l'œil des compresses trempées de temps en temps dans le liquide. Les plus grands soins de propreté et les plus grandes précautions sont indispensables pour obtenir d'heureux résultats : on doit ne faire usage que de linges très fins et laver très souvent les éponges. Quand les paupières seront collées par une humeur épaisse, on devra faire couler sur elles très légèrement un peu d'eau tiède, et chercher à les décoller sans exercer aucune pression. Enfin les *collyres de vapeur* sont administrés d'une manière fort simple : tantôt ce sont des vapeurs, des gaz auxquels on expose les yeux, tantôt ce sont des substances qui s'évaporent rapidement ; on en met alors une petite quantité dans la paume de la main, on l'étend avec la paume de l'autre main, et on porte celles-ci sur les yeux de manière à les circonscrire parfaitement, sans qu'il y ait néanmoins contact. Ces substances sont promptement réduites en vapeurs, et les yeux, maintenus ouverts, reçoivent leur contact immédiat. Les plus fréquemment employées sont l'eau de Cologne, l'ammoniaque, le baume de Fioraventi. Nous allons donner quelques formules de ces divers collyres, en les classant selon l'effet qu'ils doivent produire.

Collyres émollients.

Décoction de racine de guimauve.
— de graine de lin.

Employés au début de toutes les ophthalmies.

Collyres calmants.

Eau de roses	125 gram.
Extrait d'opium	0,20

Autre.

Teinture de safran	2 gram.
Eau de roses	100
Laudanum de Sydenham	1

Autre.

Extrait de suc de stramonium	2 déci.
— d'opium	1
Eau de roses	100 gr.

Ces collyres sont employés pour combattre les douleurs de l'œil dans les ophthalmies intenses.

Collyres astringents.

Acétate de plomb liquide	6 gouttes.
Eau de plantain	200 gram.
Mucilage de gomme arabique	30

Mêlez et agitez chaque fois.

Autre.

Alun	1 gram.
Eau de roses	30
Eau de plantain	30

Contre les ophthalmies rebelles.

Autre.

Sulfate de zinc	1 gram.
Eau distillée de roses	125
Laudanum de Sydenham	6 goutt.

On en laisse tomber 1 ou 2 gouttes trois ou quatre fois par jour, entre les paupières.

Autre (Collyre sec).

Sucre blanc	5 gram.
Oxyde de zinc	5

On réduit ces substances en poudre très fine, et on les introduit dans l'œil de la manière que nous avons indiquée pour les collyres secs.
Contre les taies de la cornée.

Autre.

Sulfate de cadmium	10 centigr.
Teinture d'opium	5 gram.
Eau distillée	5

Quelques gouttes instillées entre les paupières. Contre les taies de la cornée et les ophthalmies chroniques.

Autre.

Potasse caustique en poudre	6 décigr.
Huile de noix	15 gram.

Mêlez. On touche légèrement les taies avec un pinceau imbibé de ce mélange.

Autre (Collyre mou).

Calomel	5 gram.
Tutbie préparée	10
Bol d'Arménie pulvérisé	10
Axonge	30

Contre l'opacité de la cornée.

Autre (Idem).

Tuthie préparée	4 gram.
Aloès succotrin	1 décigr.
Calomel	1
Beurre frais	15 gram.

Même usage.

Autre (Pierre divine).

Sulfate de cuivre cristallisé	16 gram.
Nitrate de potasse	16
Alun	16
Camphre	0,75

On fait fondre les sels, et on y incorpore le camphre quand ils commencent à se refroidir.

Fort employé dans les ophthalmies anciennes. Il est la base des collyres suivants :

Pierre divine	1 gram.
Eau de roses	250

Autre.

Eau distillée	50 gram.
Eau-de-vie	30
Sucre candi	5
Iris de Florence pulvérisé	5
Pierre divine	5

Même usage.

Autre.

Nitrate d'argent	10 centigram.
Eau distillée	30 grammes.

On peut porter, selon les cas, la dose du nitrate d'argent jusqu'à 20 centigram. dans les ophthalmies anciennes.

Autre (Pommade antiophthal-
mique).

Axonge	5 gram.
Nitrate d'argent	1 décigr.

On en met gros comme un petit pois sur le bord libre des paupières inférieures.

Autre.

Nitrate d'argent fondu	3 décigr.
Acétate de plomb	25 centigr.

Triturez exactement et ajoutez :

Axonge	30 gram.

Autre (Collyre gazeux).

Eau distillée	40 gram.
Ether sulfurique	10
Ammoniaque	10

Employé de la manière indiquée, pour combattre les douleurs névralgiques de l'œil et les mouches volantes.

Pommade dite du RÉGENT.

Oxyde rouge de mercure	10 gram.
Acétate de plomb cristallisé	10
Camphre	1
Beurre frais, lavé à l'eau de roses	150

Mêlez exactement.

On en dépose une petite partie de la grosseur d'un pois sur les paupières inférieures.

Pommade de SAINT-YVE.

Précipité rouge	1 gram.
Oxyde de zinc	1
Camphre	0,3

Mêlez et incorporez dans :

Cire	5 gram.
Beurre frais	30

Administrée comme la précédente, dans les ophthalmies anciennes.

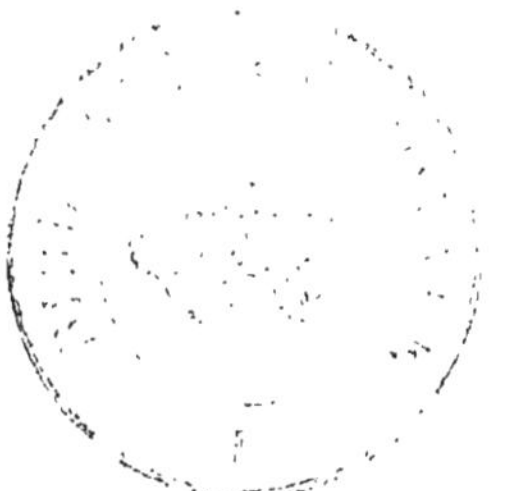

PARIS. — IMPRIMERIE D'EDOUARD BAUTRUCHE, RUE DE LA HARPE, 90.

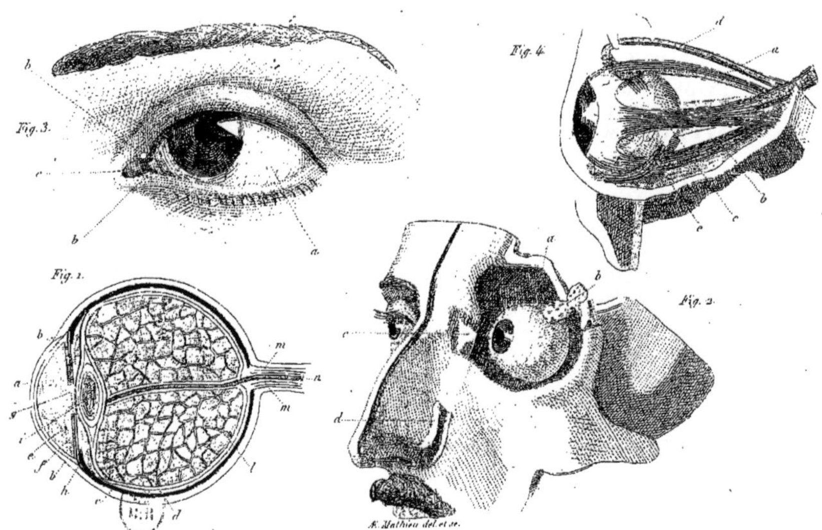

Fig. 3.
Fig. 4.
Fig. 1.
Fig. 2.
E. Mathieu del et sc.

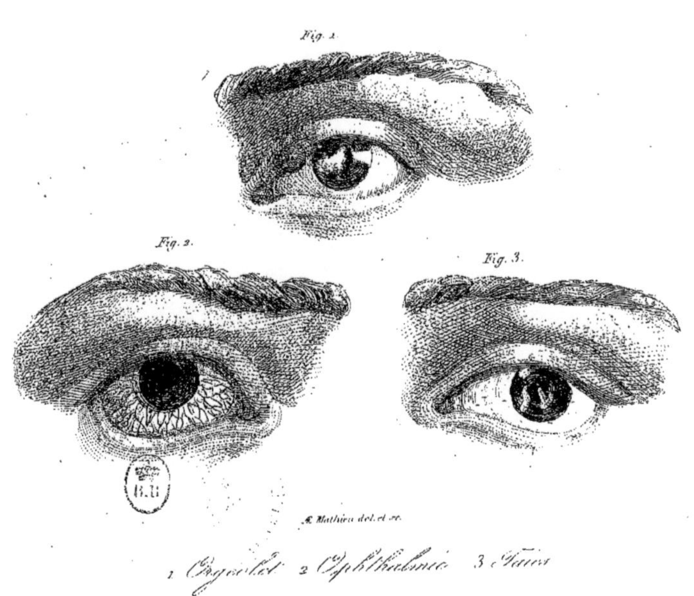

Fig. 1.
Fig. 2.
Fig. 3.
A. Mathieu del. et sc.
1. Orgeolet 2. Ophthalmie 3. Taies

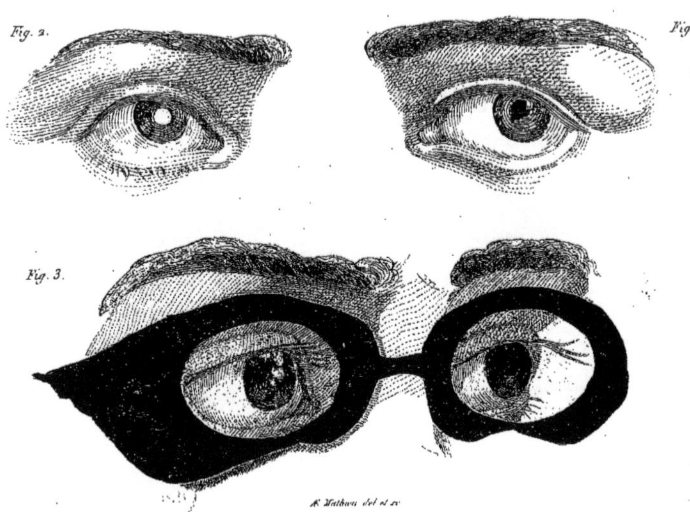

1 Iritis 2 Cataracte 3 Lunettes-conserves